汉竹编著·亲亲乐读系列

边坐月子
边瘦身

汪 虹 主编

江苏凤凰科学技术出版社
全国百佳图书出版单位
·南京·

图书在版编目（CIP）数据

边坐月子边瘦身 / 汪虹主编 . — 南京：江苏凤凰科学技术出版社，
2021.05
（汉竹·亲亲乐读系列）
ISBN 978-7-5713-1249-7

Ⅰ.①边… Ⅱ.①汪… Ⅲ.①产妇－减肥 Ⅳ.① R161

中国版本图书馆 CIP 数据核字 (2020) 第 131256 号

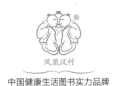

凤凰汉竹

中国健康生活图书实力品牌

边坐月子边瘦身

主　　　编	汪　虹
编　　　著	汉竹
责 任 编 辑	刘玉锋　黄翠香
特 邀 编 辑	李佳昕　张　欢
责 任 校 对	杜秋宁
责 任 监 制	刘文洋

出 版 发 行	江苏凤凰科学技术出版社
出版社地址	南京市湖南路 1 号 A 楼，邮编：210009
出版社网址	http://www.pspress.cn
印　　　刷	合肥精艺印刷有限公司

开　　　本	715 mm×868 mm　1/12
印　　　张	13
字　　　数	220 000
版　　　次	2021 年 5 月第 1 版
印　　　次	2021 年 5 月第 1 次印刷

标 准 书 号	ISBN 978-7-5713-1249-7
定　　　价	39.80 元

编辑导读

"一朝分娩"让新妈妈"几度欢喜几度忧",喜的是小宝宝的降临给整个家庭带来了无尽的欢乐和希望;忧的是怕月子坐不好落下病根,以及再也回不到孕前的身材了。

本书针对新妈妈较担心的问题,用较具可读性的方式,从产后恢复、产后饮食及产后瘦身运动三个部分,详尽地指导新妈妈如何边坐月子边瘦身。

产后恢复内容中,以图文结合的形式展现新妈妈产后身体器官的变化,增加产后恢复知识的可读性及月子期间护理方法的可操作性。产后饮食内容中,将顺产及剖宫产、哺乳及非哺乳妈妈区分开来,并根据新妈妈每周恢复状况,给出不同调养方案及月子食谱。产后瘦身运动内容中,增加"运动全程"版块,满足新妈妈对动作整体性的把握,并对产后运动的"运动频次""运动时长"及"自我纠正方法"给出特别提醒。

女性分娩后,将进入人生的新阶段,愿此书陪你度过这段既甜蜜又难忘的月子时光,开启人生美好的新篇章!

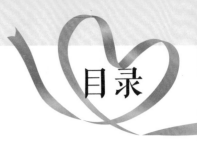

目录

坐月子你想知道的事

坐月子的 5 个高频问题 2

为什么生完孩子还像怀孕 6 个月 2

什么是腹直肌分离 2

腹直肌在产后的变化 2

产后漏尿的尴尬有谁懂 3

什么是盆底肌 3

盆底肌在产后的变化 3

盆底肌松弛的主要原因 3

产后腰腹疼痛堪比生娃，我是怎么了 4

骨盆的主要作用 4

骨盆在孕期和产后的变化 4

骨盆变形的原因 4

产后乳房像石头一样硬，怎么办 5

乳房在产后的变化 5

积极预防急性乳腺炎 5

患了乳腺炎还能哺乳吗 5

长了妊娠纹惨不忍睹，可以去除吗 6

鸡蛋清巧除产后妊娠纹 6

养成日常好习惯淡化妊娠纹 6

"按摩＋护理"，淡化妊娠纹 6

重点部位淡化妊娠纹的方法 7

选择好的去妊娠纹产品 7

坐月子瘦身攻略 8

月子期恢复越好，瘦得越快 8

产后恢复≠大吃大喝 8

恢复快虽好，瘦身别贪早 9

体重减少和减肥是两回事 9

睡出易瘦体质 10

产后 6 个月瘦身要点 10

制订专属你的瘦身计划 11

坐月子应该知道的事

第 1 周 14

产后恢复健康瘦 14

黄金 24 小时，你该做什么 14

产后恶露几时休 15

促进恶露排出体外的方法 15

促进恶露排出的食物 15

加速子宫恢复做好这几点 16

产后要绑腹带吗，何时绑 17

母乳喂养，产后瘦身的第一选择 18

母乳的五大营养成分 19

母乳喂养注意事项 19

正确的哺乳姿势，避免乳腺问题 20

人工喂养需注意 21

混合喂养有方法 21

专家说 乳房护理 22

母婴同室，促进乳汁分泌 22

预防急性乳腺炎 22

乳房胀痛找原因 23

按摩乳房缓解胀痛 23

采用正确的姿势挤奶 23

产后调养不发胖 24

产后第 1 周调养方案 24

本周宜吃的 10 种食材 25

吃不胖的营养餐 26

香菇红糖玉米 . 糖醋莲藕 . 南瓜饼
枸杞猪肝汤 . 西红柿烧豆腐

益母草木耳汤 . 阿胶核桃仁红枣羹
鱼头海带豆腐汤 . 香蕉百合银耳汤 . 虾皮鸡蛋羹

产后运动不伤身 30

顺产和剖宫产新妈妈该何时运动 30

产后第 1 周运动要点早知道 30

运动前的准备 30

缩肛运动，促进盆底肌恢复 31

第 2 周 32

产后恢复健康瘦 32

产后尿频早治疗 32

细说月子里洗澡这件事....................... 33

洗澡注意事项 33

产后失眠严重，怎么办 34

产后严重脱发，有何建议..................... 35

专家说 子宫护理 36

保护子宫，不穿紧身衣 36

两种方法检测子宫恢复......................... 36

谨防子宫脱垂 37

产后洗澡有禁忌 37

适当按摩，加强子宫收缩..................... 37

产后调养不发胖 38

产后第 2 周调养方案 38

本周宜吃的 10 种食材 39

吃不胖的营养餐 40

哺乳妈妈　阿胶核桃仁红枣粥 . 羊肉汤 . 虾皮烧豆腐
糖醋白菜 . 黑芝麻米糊

非哺乳妈妈　奶油白菜 . 抓炒腰花 . 南瓜油菜粥
鸭肉冬瓜汤 . 菠菜粉丝

产后运动不伤身 44

剖宫产妈妈，做做上肢运动 44

摆脱乳房下垂，提前做瑜伽 46

按摩头部，缓解疲劳 48

第3周 50

产后恢复健康瘦 50

产后性生活早知道 50

不容忽视的避孕问题 50

眼睛模糊怕光，这份护眼攻略要收好 51

护眼三部曲 51

血性恶露没完没了，就是恶露不尽 52

按摩腹部，巧排恶露 52

剖宫产妈妈的伤口护理 52

产后抑郁别担心 53

告别产后抑郁这样做 53

专家说 心理护理 54

产后爱发脾气怎么办 54

家人多理解 54

听音乐可稳定情绪 55

产后心理减压法 55

产后调养不发胖 56

产后第3周调养方案 56

本周宜吃的10种食材 57

吃不胖的营养餐 58

哺乳妈妈 猪蹄通草汤 . 茭白炖排骨 . 菠菜猪肝汤
莴笋粥 . 黄瓜腰果虾仁

非哺乳妈妈 奶香麦片粥 . 豆角烧荸荠 . 小米鳝鱼粥
如意蛋卷 . 韭菜馅饼

产后运动不伤身 62

三角转动操，消除腿部水肿 62

简易瘦腹操，收紧小腹 64

空中蹬自行车，促进恶露排出 66

第 4 周 68

产后恢复健康瘦 68

你的腹直肌分离，有所好转吗.....................68

自我纠正腹直肌分离 69

产后便秘，如何调理 70

如何预防产后便秘 70

月子里的错误经验，你中招了吗.....................71

补血推荐食材 71

专家说 私处护理 72

保持外阴的清洁 72

防治外阴发炎的方法 72

重视血性恶露不尽 73

"中断排尿" 改善阴道松弛 73

产后调养不发胖 74

产后第 4 周调养方案 74

本周宜吃的 10 种食材 75

吃不胖的营养餐 76

牛蒡粥 . 黄鱼豆腐煲 . 豌豆猪肝汤
牛奶馒头 . 什锦西蓝花

红薯花生汤 . 牛蒡燕麦粥 . 罐焖牛肉
桂花紫山药 . 芦笋炒虾仁

产后运动不伤身 80

产后颈椎易受凉，如何防治颈椎病 80

瑜伽球体操，矫正骨盆 82

虎式瑜伽，防止产后子宫移位.....................84

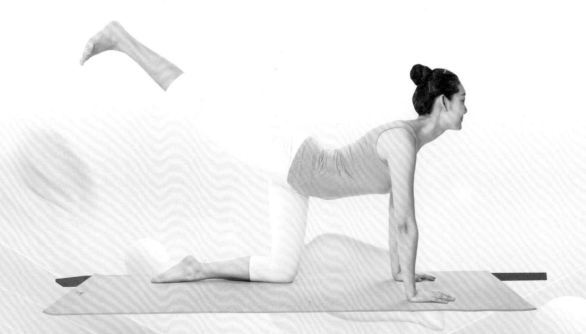

第 5 周 86

产后恢复健康瘦 86
感冒了，怎么办 86

预防皮肤瘙痒，坐舒服月子 87

皮肤瘙痒的原因你知道吗 87

谨防腰酸背痛 88

手腕拇指侧好疼痛，这是"妈妈腕"吗 89

"妈妈腕"缓解操 89

专家说 腰腹部护理 90
坐月子别累着，小心落下腰痛的毛病 90

剖宫产妈妈不宜过度锻炼腰腹部 90

新妈妈如何瘦腰腹 91

注意腰部保暖 91

产后调养不发胖 92
产后第 5 周调养方案 92

本周宜吃的 10 种食材 93

吃不胖的营养餐 94

柠檬煎鳕鱼．芹菜牛肉丝．板栗鳝鱼煲
丝瓜虾仁糙米粥．豆芽炒肉丁

三鲜汤面．鱼头香菇豆腐汤．燕麦糙米糊
苹果蜜柚橘子汁．糯米粽

产后运动不伤身 98
骨盆恢复操，塑造完美体形 98

侧角扭转运动，腰线更优美 100

能在床上做的紧致大腿操 102

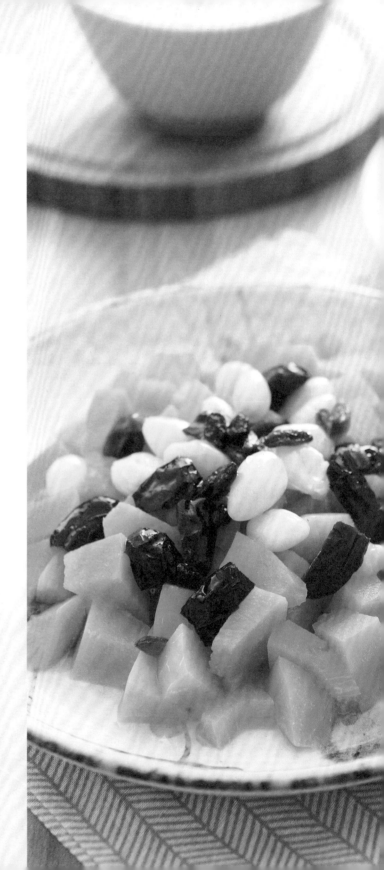

第 6 周 104

产后恢复健康瘦 104

产后 42 天体检不容忽视 104

产后记忆力越来越差，这正常吗 105

产后健忘的应对方法 105

有助于改善记忆力的 3 种方法 105

产后头痛迟迟得不到解决，怎么办 106

缓解头痛的 4 种方法 106

适当增加运动量，助恢复利瘦身 107

防疼痛小妙招 107

肌肤护理有讲究 108

产后检查，做做盆底功能评估 109

14 周盆底肌肉训练法 109

产后调养不发胖 110

产后第 6 周调养方案 110

本周宜吃的 10 种食材 111

吃不胖的营养餐 112

哺乳妈妈 蜜汁南瓜 . 玉米面发糕 . 鲫鱼豆腐汤
菠菜鸡蛋饼 . 肉丝银芽汤

非哺乳妈妈 红薯饼 . 南瓜绿豆糯米粥 . 百合绿豆汤
什锦水果羹 . 核桃仁莲藕汤

产后运动不伤身 116

双角扭转，强健骨盆和髋关节 116

轻哑铃三动作，美化身体线条 118

轻柔椅子操，缓解腿部水肿 120

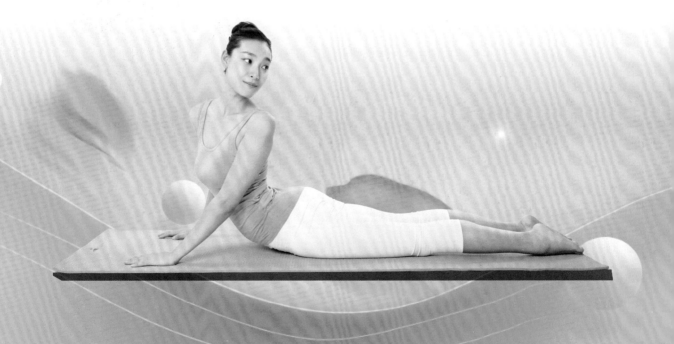

局部瘦身运动

产后腹部塑形 124

平板支撑 124

卷腹运动 126

产后腰部塑形 128

新妈妈这样瘦腰 128

搭配腹部按摩，瘦腰更容易 128

广告时间扭扭腰，腰围立缩 128

瘦腰腹穴位按摩法 129

跪地板式抬膝，练出小蛮腰 130

产后臀部塑形 132

眼镜蛇式，翘臀又美背 132

瘦臀骨盆操 134

产后胸部塑形 136

按摩胸部，打造迷人"双峰" 136

"梳"出来的美胸 136

"微笑"式按摩，打造美胸 136

睡前按摩，打造健康"双峰" 136

呼开吸合手臂操，美胸不可少 137

有氧胸部锻炼，胸部"挺挺"玉立 ... 138

产后腿部塑形 140

腿部塑形，升级成美腿 140

椅子瘦腿操，轻松消水肿瘦小腿 142

附录 坐月子期间慎用食品一览表 144

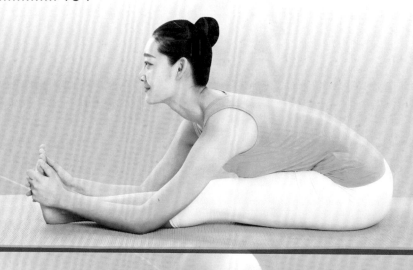

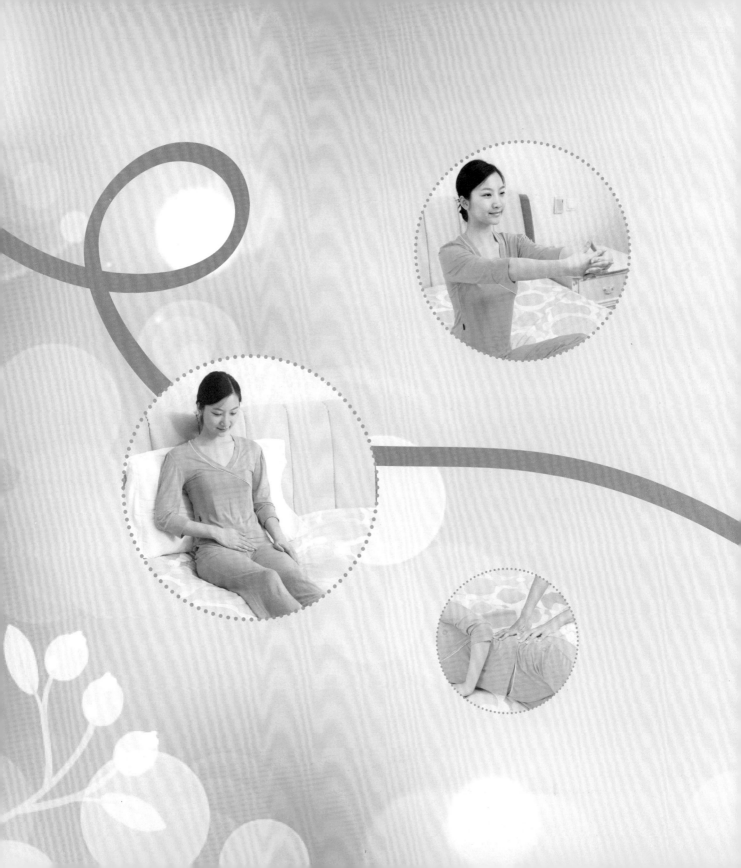

坐月子你想知道的事

听到"坐月子"很多女性会感到莫名恐惧：臃肿的体形、疼痛的身体、除不去的妊娠纹、脱发等一系列问题。其实，这些恐惧多源于对月子期生理知识的欠缺。本章在回答新妈妈较关心的问题基础上，为新妈妈普及生理知识，把握月子期间身体恢复及瘦身的基本原则，消除新妈妈对坐月子的恐惧心理。

坐月子的 5 个高频问题

宝宝终于出生了，可新妈妈面对自己的大肚腩怎么也开心不起来。以下我们将解答新妈妈 5 个产后的高频问题，只要科学坐月子，这些问题都会得到缓解。

为什么生完孩子还像怀孕 6 个月

很多新妈妈在产后几个月甚至几年以后，看起来还像在怀孕中，"被让座"的情况常常发生，这令新妈妈尴尬不已。其实，这不仅是由于腹部脂肪的堆积造成的，"腹直肌分离"也是造成这种状况的主要原因。

什么是腹直肌分离

人体的腹直肌中间有一条竖直的经过肚脐的"白带子"，是连接左右两侧腹直肌的肌腱，又叫作腹白线。

在妊娠过程中，随着子宫内胎宝宝逐渐增大，孕妈妈腹壁皮肤、筋膜、腱膜、肌肉等被极度扩张，同时由于激素的作用，腹直肌松弛，连接力量下降，导致腹直肌越来越宽，腹壁张力很快超过腹直肌的弹性极限，结果左右两边的腹直肌被迫分开，造成腹直肌分离。

腹直肌在产后的变化

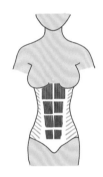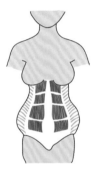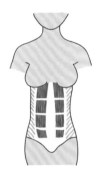

孕前： 腹直肌紧致，没有分离的情况。

产后： 腹直肌相比孕期有所收紧，但如果不加以锻炼，腹直肌仍会松弛。

产后恢复： 随着产后锻炼，腹直肌会趋于紧实状态，甚至可接近孕前状态。

腹直肌分离的危害

在生产后的几天内，有超半数的女性的腹直肌会分离超过两指宽。如果没有外界干预，即使坐完月子，仍有不少女性的腹直肌不能恢复至原位，除了出现产后大肚腩之外，还会出现以下问题：

● 腰酸痛。腹部松弛，支撑力降低，腹部力量下降，对腰部的承托力减小，易腰酸，脊柱承受的压力变大。

● 便秘。腹压不足，不能很好地促进大肠的蠕动，从而造成便秘。

● 内脏下垂。腹直肌分离情况严重可能使内部脏器下移，如胃下垂，会出现恶心、呕吐、消化不良等症状。

产后漏尿的尴尬有谁懂

产后漏尿是令新妈妈较为头痛的问题之一。打喷嚏、咳嗽，甚至大笑都可能导致漏尿，这属于正常的产后生理现象，主要是盆底肌还没恢复造成的。

什么是盆底肌

盆底肌，即封闭骨盆底的肌肉群。它像吊床一样在会阴、肛门处托起膀胱、子宫、直肠等器官。

盆底肌不仅承载着人体约 70% 的重量，还一直维持着我们的身材曲线、性生活快感、排尿、排便等多项生理功能。妊娠、分娩过程中，不可避免地对盆底肌造成损伤，就会出现盆底肌弹性变差，导致漏尿的情况发生。

盆底肌在产后的变化

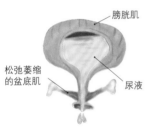

产后：盆底肌萎缩、松弛、有漏尿症状。

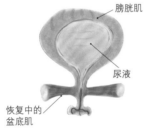

锻炼期间：盆底肌慢慢恢复弹性，仍可能出现漏尿情况。

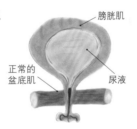

恢复后：盆底肌恢复，尿失禁情况改善。

盆底肌松弛的主要原因

引起盆底肌松弛的原因是非常多的：在怀孕的过程中，子宫部位会慢慢地增大，对周边的盆腔筋膜、韧带以及肌肉都会产生一定的牵拉，盆底肌支撑的力量就会有所削弱；在分娩的过程中，有可能会对盆腔筋膜以及韧带、肌肉产生过度的牵拉现象，使损伤的情况进一步加重，造成产后盆底肌松弛。

盆底肌松弛的危害

● 影响夫妻性生活。盆底肌松弛以后，阴道收缩的力量也会大大下降，这样会使得夫妻双方在性生活的过程中愉悦感极大削弱。

● 引发尿路感染。盆底肌松弛以后，女性的阴道会呈现出张开的状态，细菌容易"长驱直入"，损害生殖道健康。

● 出现一系列病症。盆底肌松弛容易导致漏尿、子宫脱垂、阴道壁膨出、后背疼痛、坐骨神经痛等一系列病症。

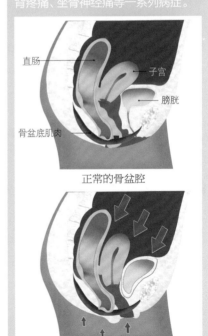

正常的骨盆腔

骨盆腔松弛

产后腰腹疼痛堪比生娃，我是怎么了

很多新妈妈在产后会发现，除了身体变胖了，髋部骨骼也变宽了，不仅身材走了样，腰腹有时也会痛到难以呼吸。这多是骨盆恢复不良的表现。

骨盆的主要作用

骨盆是连接脊柱和下肢之间的盆状骨架，由后方的骶、尾骨（脊柱最低的两块骨）和左右两髋骨连接而成。

骨盆和脊柱都是非常重要的骨架中心，骨盆内外都附着了许多肌肉，它维持着我们身体的平衡，也是双脚移动的重心。

骨盆在孕期和产后的变化

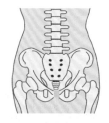 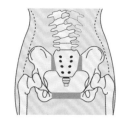 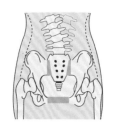

正常状态：骨盆的线条下端是夹起来的，耻骨联合处几乎无缝隙。

产后未恢复状态：耻骨联合处分离，骨盆的线条几乎平行。

产后恢复状态：耻骨闭合较好，骨盆缝隙变小。

蓝色：耻骨之间的距离非常小，几乎无缝隙。
橙色：耻骨之间的距离大于1厘米，为耻骨联合分离。
紫色：耻骨之间的距离小于1厘米，但还有缝隙。

骨盆变形的原因

从怀孕开始，骨盆及周围的肌肉组织、韧带等都在发生变化，因为怀孕和生产的需要，骨盆逐渐松弛，韧带被过分拉伸，有的还会出现耻骨联合分离的症状。一般来说，在分娩后，骨盆会努力恢复到孕前位置，但如果产后保养不当，或在怀孕前就有骨盆松弛、扩张等变形的现象，都会导致骨盆较难恢复到正常的位置。

骨盆变形的几种表现

从背影看，女性的骨盆形态可以简单分为以下几种：A型、口型、O型、不对称型、口+A综合型。女性产后最容易形成的是四角的口型和髋关节突出的A型骨盆。另外，也有一些孕妈妈形成了口型和A型结合的骨盆形状，显得腰粗、屁股大。

如果不及时纠正变形的骨盆，不仅会改变臀部、腿部和腹部线条，影响身体的美观，还会带来身体上的疼痛。

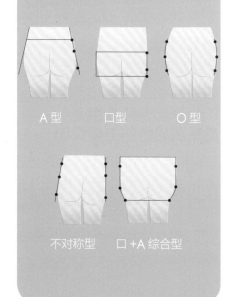

A型　口型　O型

不对称型　口+A综合型

产后乳房像石头一样硬，怎么办

在正常情况下，新妈妈产后 3~4 天就会开始大量分泌乳汁，使乳房变得充盈。但当乳腺管堵塞，乳汁流不出来时，就会引起急性炎症，乳房会出现红肿、疼痛、有硬块等症状，有时还会全身发热。

乳房在产后的变化

产后 2~3 天，新妈妈的乳房在雌性激素、孕激素、催乳素的刺激下，乳腺导管和乳腺腺泡会进一步发育，双侧乳房会因为充血而发胀、膨大，有胀痛感及触痛。

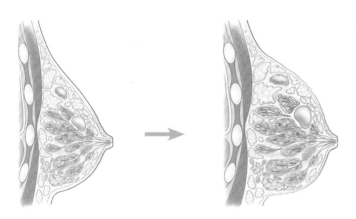

怀孕前：正常乳房自然挺立，乳腺通畅。

产后：乳腺受激素影响胀大，乳房变得更加充盈。

患了乳腺炎还能哺乳吗

患了乳腺炎，还能不能哺乳？这是患乳腺炎的妈妈最关心的问题。不严重的乳腺炎是不影响哺乳的，不仅不能停止哺乳，还要让宝宝多吸吮。同时，妈妈可以采用热敷、按摩的方法促进乳汁的排出。如果乳腺炎比较严重，需要应用抗生素治疗，那么就要听从医生的建议，再决定是否暂停哺乳。

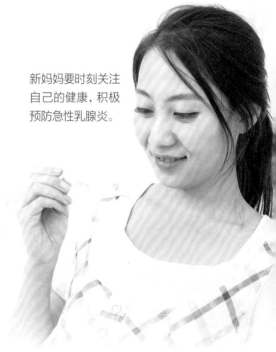

新妈妈要时刻关注自己的健康，积极预防急性乳腺炎。

积极预防急性乳腺炎

哺乳妈妈少生病，宝宝才能更健康。产后的 1 个月内是急性乳腺炎的高发期，新妈妈应积极预防，注意卫生。预防哺乳期急性乳腺炎的关键在于避免乳汁淤积，防止乳头损伤，并保持乳头清洁。哺乳后应及时清洗乳头，加强卫生保健。

孕期如有乳头凹陷现象，可经常挤捏、提拉以进行矫正；每次哺乳时尽量让宝宝把乳汁吸空，如有乳汁淤积，可按摩乳房或用吸奶器排空乳汁。

长了妊娠纹惨不忍睹，可以去除吗

受妊娠期激素的影响，加上腹部变大使皮肤的弹力纤维与胶原纤维受损，腹部皮肤变薄变细，出现一些宽窄不同、长短不一的粉红色或紫红色的波浪状花纹。分娩后，这些花纹会逐渐消失，留下白色或银白色的有光泽的瘢痕线纹，即妊娠纹。

鸡蛋清巧除产后妊娠纹

鸡蛋清含有丰富的蛋白质，蛋白质可以增强皮肤的润滑度。此外，鸡蛋清对于消除或者减轻产后妊娠纹，也具有良好的功效。

使用鸡蛋清去除妊娠纹时，要先将有妊娠纹的部位清洗一下，然后打圈按摩 10 分钟，至微热时，将鸡蛋清敷在上面，10 分钟左右擦掉，再打圈按摩，这样可以让皮肤更好地吸收营养。

养成日常好习惯淡化妊娠纹

新妈妈产后无论多忙都要保证每天 8 小时以上的睡眠，以便调整身体内激素的分泌。充足的睡眠可以让新妈妈保持轻松愉悦的精神状态，有利于妊娠纹的淡化。

有吸烟、饮酒嗜好的新妈妈，在孕期及坐月子时一定要戒掉这些习惯，少吃刺激性、甜腻和油炸的食物，多吃新鲜蔬菜和水果，每天保证喝 6~10 杯白开水。保持皮肤清洁，定时洗澡，这些日常好习惯可以促进身体血液循环，也有利于妊娠纹的淡化和治疗。

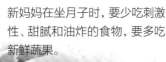

新妈妈在坐月子时，要少吃刺激性、甜腻和油炸的食物，要多吃新鲜蔬果。

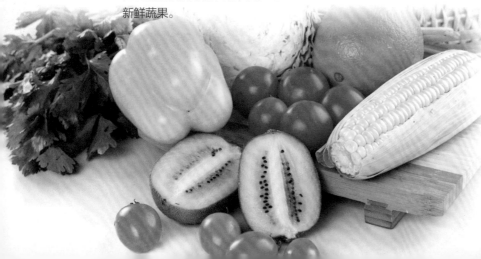

"按摩 + 护理"，淡化妊娠纹

想要快速有效去除妊娠纹，最好采用"按摩 + 护理"的方式，这样效果会更加显著。那怎样将两者结合呢？

首先，所用的去妊娠纹产品的用量要足够。去妊娠纹产品大多价格较高，有些新妈妈觉得应该省着点儿用，但很多时候，正是因为用量不够，才没达到效果。因为被剧烈撕扯的皮肤需要大量的润肤霜才能保持滋润，增强弹性，否则妊娠纹不会明显淡化。

其次，要在睡前进行按摩。每晚临睡前，仰卧在床上，将双手抹上去妊娠纹霜，按照从上到下、从左到右的顺序慢慢按摩。可以一天按摩 3 次，上午、下午、晚上各 1 次，每次按摩时间在 5~10 分钟。

最后，要坚持每天涂抹去妊娠纹产品。去除妊娠纹都要经过活化皮肤细胞，让断裂的皮肤组织再生这一过程，所以只有持续使用去妊娠纹产品才能让妊娠纹逐渐淡化。

重点部位淡化妊娠纹的方法

产后，新妈妈的腹部、大腿内外侧、臀部、胸部、后腰部及手臂可能会留下恼人的妊娠纹，严重影响新妈妈产后的体态和身心健康。

下面教给新妈妈一个淡化妊娠纹的小窍门：洗净腹部后，把去妊娠纹乳液敷在要按摩的皮肤上，按下列方法轻轻按摩即可。

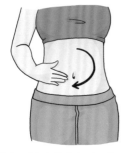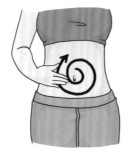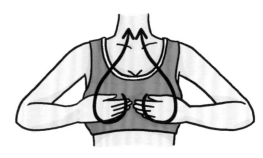

腹部：以肚脐为起点，顺时针方向画圈按摩，画圈时由小至大向外扩散，按摩 2 分钟。

乳房：从乳沟处开始，用指腹由下往上、由内至外轻轻按摩，直到推进至脖子、下巴。

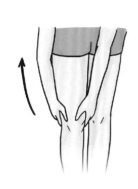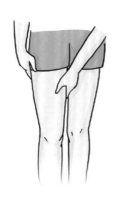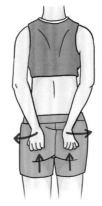

大腿：由膝盖开始，从下往上推向髋部。

臀部：将双手放在臀部下方，用手腕的力量由下往上、由内向外轻轻按摩。

选择好的去妊娠纹产品

选择好的去妊娠纹产品能帮助新妈妈尽快淡化妊娠纹，但应该怎样选择去妊娠纹产品呢？

好的去妊娠纹产品应不含酒精，也不含激素、色素、香料及铅、汞等重金属成分，并且是安全、无刺激的天然产品，是需要经过严格的医学安全测试认可的孕产妇及哺乳期女性均可安全放心使用的产品。同时还要选择可信赖的品牌，不要随意选择。比如一些由矿物油加化学防腐剂、人工色素和各种香料加工而成的去妊娠纹产品，会严重损害新妈妈和宝宝的身体健康。

坐月子瘦身攻略

产后，大多数新妈妈面对自己发胖、臃肿的身材苦恼不已，以前那个苗条、纤瘦、拥有傲人曲线的自己真的一去不复返了吗？答案当然是否定的。产后6个月内，只要抓住机会，掌握科学的饮食、睡眠和运动方式，照样能恢复孕前的标准身材。

月子期恢复越好，瘦得越快

产后减肥不能操之过急，新妈妈——尤其是哺乳期的新妈妈必须格外注意。月子里新妈妈要以身体恢复为主要任务，兼顾哺乳，饮食上要注意营养均衡，运动方面则要根据身体恢复情况适度活动，不可操之过急。

这是因为产后6周是新妈妈身体恢复的重要时期，也是宝宝生长非常迅速的时期，哺乳妈妈需要充足的营养来保证身体恢复，并为宝宝提供生长发育所需。这段时间身体恢复是第一位的。

当然，新妈妈可以通过合理安排饮食，做到既保证自己和宝宝的营养需求，又避免营养过剩。饮食中注意蛋白质、碳水化合物和脂肪类食物的搭配，不要只偏好鸡鸭鱼肉等荤菜，多吃蔬菜和水果，也要尽量不吃或少吃甜食、油炸食物、动物油脂等高糖高脂肪食物。

产后恢复 ≠ 大吃大喝

由于分娩时消耗了大量能量，虚弱的新妈妈在月子里需要进补，以促进身体恢复，但产后恢复不等于大吃大喝。

月子里新妈妈处于身体恢复初期，合理饮食可以保证新妈妈只补身体，不补体重。均衡饮食是重点，五谷类、蛋类、鱼肉类、奶类、蔬菜类、水果类、油脂类等，都要适量摄取。在烹调技法方面，尽量避免油炸。产后新妈妈每天最好保证喝500毫升左右的脱脂或低脂牛奶，可补充身体对钙、蛋白质的需求。

哺乳妈妈不能因为想减肥就拒绝吃肉类或油脂，这样会降低乳汁的品质。月子里新妈妈要根据自身身体的症状进补，如新妈妈舌苔厚白，表明有"火"，宜吃些清淡的粥、面，鱼肉类则宜放缓。

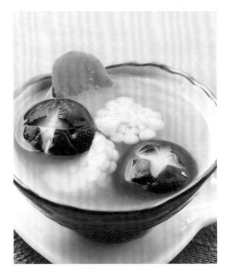

月子里新妈妈合理进补。营养均衡是重点，切忌大吃大喝。

恢复快虽好，瘦身别贪早

　　产后减肥不能操之过急，尤其是哺乳期的新妈妈必须格外注意。产后最需要调养身体，补充营养，绝对不能不顾及自己的身体恢复情况，盲目运动减肥。在怀孕期间，孕妈妈盆腔内韧带、肌肉、阴道黏膜都变得松弛，以利于分娩。宝宝出生后，这些身体上的变化需要时间来恢复。

　　如果产后早早节食、参加运动，不仅会影响母乳的质量，还会压迫腹腔，延缓子宫和腹部肌肉的恢复，反而易导致子宫脱垂。

　　一般情况下，产后运动可以在产后的第 7 天进行，剖宫产新妈妈在产后的第 10 天可开始进行适量运动，包括臀部上提、收缩肛门等，每天运动 1~3 次，每次 3~10 分钟。

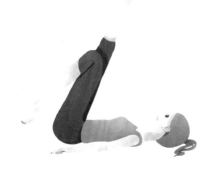

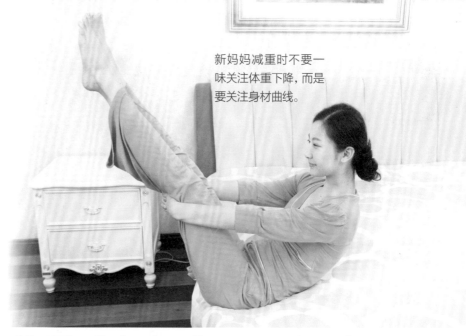

新妈妈减重时不要一味关注体重下降，而是要关注身材曲线。

体重减少和减肥是两回事

　　如果想要完美的身材，就不能仅盯着体重数值。人体的体重是由大约 30% 的骨头、内脏、肌肉、脂肪以及 70% 的水分构成的。通常所说的减肥是指减掉身体内多余的脂肪，在脂肪和肌肉同样重的情况下，脂肪看起来可比肌肉多了。所以减重的过程中，要保证自己减下来的是脂肪，而不是水分或者肌肉。

　　减重时不要一味关注体重下降，不科学的减肥方式让我们减掉的只是水分和肌肉，体重确实下降了，但饮食一旦恢复，再吸收的营养又会使体重反弹。减肥应以减脂肪为目的，只有脂肪下降才表示减肥成功。

　　新妈妈进行锻炼时，可以关注身体曲线，并结合带有测脂肪的体脂秤来测量体重，确保自己每周减掉的脂肪量小于体脂总量的 1%，这是最健康的减肥方式。新妈妈可以尝试通过做产后恢复操，适当增加有氧运动，来提升体内肌肉量。

　　孕妇分娩后，身上的肌肤会有点松弛，新妈妈适当增加一些肌肉量，会使肌肤更紧致，有助于将撑大的腹部恢复紧实状态，重现原本傲人的身姿。

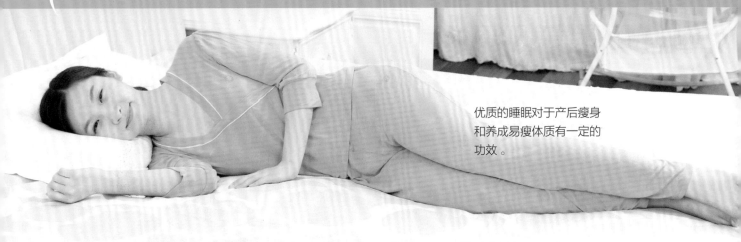

优质的睡眠对于产后瘦身和养成易瘦体质有一定的功效。

睡出易瘦体质　产后6个月瘦身要点

想要产后瘦身，除了通过运动瘦身之外，睡眠的好坏也起着很重要的作用。因为睡眠的质量直接影响着激素的分泌，优质的睡眠可以让激素的分泌增加，这样就可以促进身体的新陈代谢，让脂肪快速地被分解和消耗。

因此，新妈妈要保证充足的睡眠，这样既有充沛的精力照顾宝宝，又有助于易瘦体质的养成，早日恢复苗条的身材。不过，很多新妈妈都抱怨整天喂奶、带宝宝，没有时间睡觉，尤其是晚上更是不能睡一个整觉。这就需要新妈妈自己调节，白天在宝宝睡觉的时候，自己也要睡一会儿。家人也要多体谅新妈妈，让新妈妈每天有足够的休息时间。

产后第1周：此时的运动并不单纯是为了瘦身，而是使气血畅通，让新妈妈尽快恢复元气。新妈妈可下床轻微活动手腕、手指、脚踝等末梢部位，以促进血液循环。

产后第2周：开始建立体重管理计划，按摩腹部，促排恶露，顺产的新妈妈可做一些产后恢复操等有助盆底康复的运动。

产后第3周：顺产的新妈妈可以持续上周的锻炼，并开始恢复骨盆、锻炼腰部肌肉。剖宫产新妈妈的刀口还会隐隐作痛，所以还不适宜进行全面、系统的瘦身锻炼。

产后第4周：第4周是顺应身体的状况进行产后运动和瘦身的好时机，可适当增加运动量，开始全身瘦身，并重点关注胸部、颈部、盆底、腰肌等部位的锻炼。

产后2个月：可以适当加大运动量，并适当减少饮食的量、提高食物的质来调整和改善饮食结构。不过进行母乳喂养的新妈妈，还是要注意保证营养摄取，只要不大量食用高热量、高脂肪的食物就可以了。

产后4个月：可加大减肥力度。非哺乳新妈妈在产后满4个月后就可以像产前一样减肥了，不过对于仍需进行母乳喂养的新妈妈来说，还是要坚持循序渐进的原则。

产后6个月：要开始进行减重锻炼了，否则脂肪一旦真正形成，以后减肥会非常难。新妈妈可采取有效的运动瘦身方式，如游泳、产后瑜伽等。

制订专属你的瘦身计划

每个想要瘦身的新妈妈都应制订一个专属于自己的瘦身计划,每个人的体质不同,造成减肥困难的原因也不同。不管个体差异,只一味地模仿别人瘦身成功的经验,不仅不能瘦下来,可能还会打击到新妈妈减肥的信心,造成更大地反弹。

有的新妈妈稍微运动下,并科学管理饮食,出了月子就能瘦很多;有的新妈妈正常饮食,出了月子也能瘦。可是到了自己身上花费了大力气,又是运动,又是忍饥挨饿,不仅没瘦,还长了几千克,这就是个体差异。

想要瘦身的新妈妈要根据自身的情况,制订属于自己的瘦身计划。这个过程有时需要 10~12 个月的时间,适宜的速度是每周减重 0.5~1千克,这是理想的状态。体重降速稍缓也可以,要尽量保证不要让体重快速降低,以免影响乳汁质量,造成身体康复减缓。

制订属于自己的瘦身计划第一步需要明确减重目标,需要减掉多少体重,打算通过怎样的方法来达到目标等,最好做到心里有数。

此外,根据自己以前减重的经历,总结自己是更适合运动型瘦身、饮食型瘦身,还是混合型瘦身,根据自身特点,规划饮食、运动。当然,新妈妈月子里还是以身体恢复为第一位,即使在月子里没有减下体重,也不要担心,出月子后再进行瘦身计划也来得及。只要新妈妈制订一个专属于自己的瘦身计划,并坚持下去,便能逐步完成瘦身的目标。

根据 BMI 做体重管理计划

产后新妈妈要想塑造完美身材,先要建立体重管理概念,对自己体重有一个科学的认识。那么到底自己的体重算不算肥胖呢?什么才是标准体重?目前最简单的测算依据就是体重计算指数,即 BMI,也就是体重(千克)除以身高(米)的平方。

BMI 是与体内脂肪总量密切相关的指标,该指标考虑了体重和身高两个因素。最标准的 BMI 值为 22,这样的新妈妈比较能远离心血管疾病、慢性疾病的威胁。如果新妈妈觉得 BMI 值为 22 的体重数在外观上仍稍显胖,可乘以 0.9,作为减肥的目标体重。

$$BMI= 体重(千克)\div[身高(米)]^2$$

$$标准体重(千克)=22\times[身高(米)]^2$$

$$肥胖度(\%)=(实际体重-标准体重)\div标准体重\times100\%$$

在了解自己的 BMI 及肥胖度后,新妈妈可根据自身情况做好体重管理的计划。

新妈妈需要注意的是,在制订自己的体重管理计划,一定要把目标具体化。比如一天的哪段时间做什么运动、做多长时间,一星期体重要达到哪种程度等,最好都写在任务表上。这样每天做完一项,勾画掉一项,这种形式会督促新妈妈按时完成体重计划。

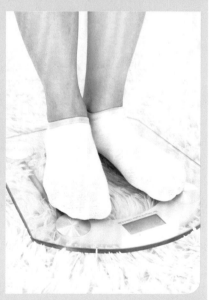

及时记录自己的体重。及时记录自己的体重有助于做好体重管理。

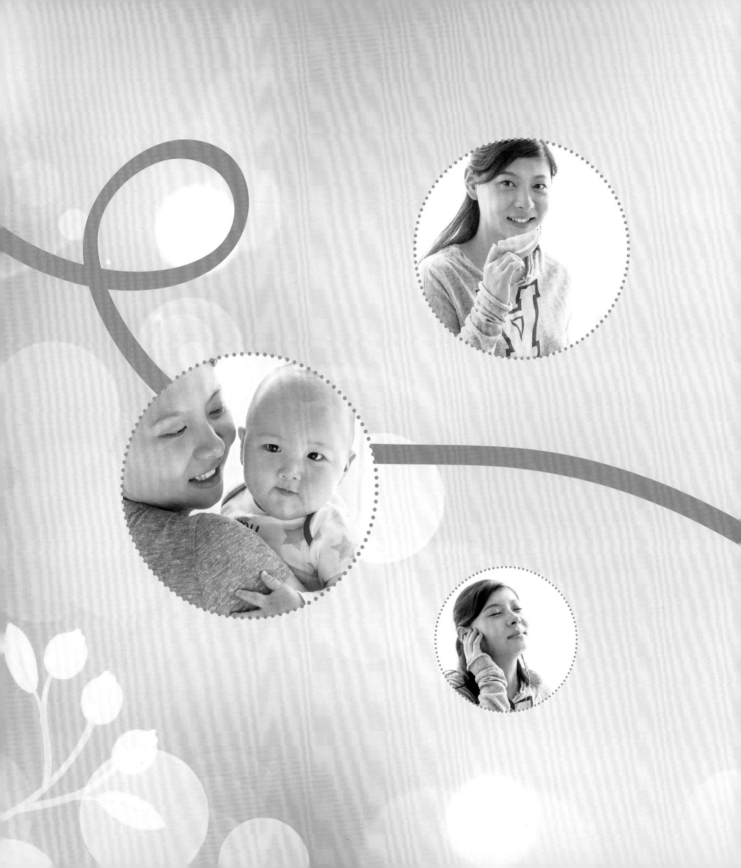

坐月子应该知道的事

坐月子对于女性的一生至关重要，不仅关系着新妈妈后半辈子的健康，而且关系着对宝宝的发育和成长。如果月子期间护理不当，饮食搭配不佳，运动动作错误，极易给新妈妈的身心健康带来不利影响。新妈妈要想坐一个轻松、健康的月子，就从读本章内容开始吧！

第1周

新妈妈刚刚经历了分娩，见到期待已久的宝宝，除了满心的喜悦外，身体还很虚弱。此时新妈妈要好好休养，其他的事情可以交由家人处理。

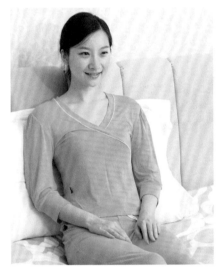

剖宫产之后，采取半卧位姿势休息。这样可以消除疲劳，避免压迫侧切的伤口，对恶露排出也有好处。

产后恢复健康瘦

产后24小时对新妈妈来说是一个非常重要的关口。家人应特别注意在此期间做好产后照看和护理工作。

黄金24小时，你该做什么

关注出血量。正常情况下，新妈妈在分娩结束后出血量会逐渐减少，如果出血量较多，或阴道排出异常物质都应及时告知大夫。

及时小便。排尿是妈妈最容易忽视的问题，顺产的新妈妈分娩后4小时即可排尿。如果排不出，可用手轻按小腹下方，或使用温水袋敷小腹，一般就会有尿意。

分娩30分钟后开奶，促进泌乳。分娩30分钟后，顺产的新妈妈可在护士的协助下，尝试给宝宝喂奶。新妈妈的第一次哺乳要坚持早接触、早吸吮的原则。

定时量体温。分娩之后的24小时内，由于过度疲劳，体温可能会升至37.5℃，但这以后，体温逐渐恢复正常。如果体温没有降下来，必须查清原因，适当处置。

剖宫产妈妈术后护理细节

产后24小时对于剖宫产妈妈尤其重要，家人要配合医生密切关注新妈妈的体征，起到监督的作用。

● 术后密切观察血压、心跳。因为这些基本体征会直接反映手术情况。

● 去枕平躺6小时。剖宫产妈妈产后首要任务是去枕平卧，将头偏向一侧，躺卧6个小时。

● 手术后禁食6~8小时。因为麻醉药物药效还没有完全消除，此时新妈妈全身应激反应低下，如果进食，可能会引起呛咳、呕吐等。

● 剖宫产也需尽早开奶。宝宝频繁吸吮，这是加快乳汁产出的有效办法。

● 出了手术室直哆嗦不要过于担心。休息一会儿，麻醉药药效过后，就会好了。

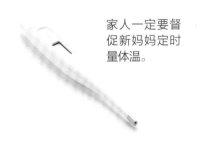

家人一定要督促新妈妈定时量体温。

产后恶露几时休

分娩后的一定时间内，新妈妈的阴道仍会有血样分泌物流出，这就是我们所说的恶露。恶露排出是产后女性必须要过的一道坎。顺产和剖宫产产后恶露的情况是不一样的，对于顺产来讲，产后4~6周恶露便可完全排尽，而剖宫产一般需要6~7周。

产后密切关注恶露变化

产后恶露是指产后随子宫蜕膜脱落，含有血液、坏死蜕膜等组织经阴道排出，称为恶露。这是产妇在产褥期的临床表现，属于正常的生理现象。

正常恶露根据颜色、内容物及时间不同，将其分为3种：

血性恶露。颜色鲜红，含大量血液，量多，有时有小血块，有少量胎膜及坏死蜕膜组织。持续3~4天，子宫出血量逐渐减少，浆液增加，转变为浆性恶露。

浆液恶露。颜色淡红，多为坏死蜕膜组织、宫腔渗出液、宫颈黏液，少量红细胞及白细胞，且有细菌，浆液恶露持续4~14天。

白色恶露。含大量白细胞，因色泽较白得名，质黏稠，约持续3周。

促进恶露排出体外的方法

恶露的排出情况影响着子宫的恢复，新妈妈可以做以下尝试，促进恶露排出。

及时开奶。这样会引起反射性子宫收缩，利于恶露排出。

喝些生姜红糖水。生姜红糖水不仅能暖宫驱寒，而且能活血化瘀。

多下床活动。产后1个星期，可以多下床走动，这对于恶露的排出也是很有帮助的。

绕脐按摩。用手掌从上腹部向脐部按揉，在脐部停留，以旋转方式按揉片刻，再按揉小腹。

促进恶露排出的食物

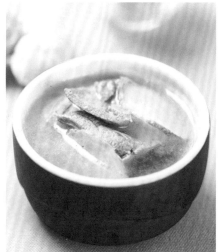

喝些香油猪肝汤。香油猪肝汤能补血，促进恶露代谢、增加子宫收缩。

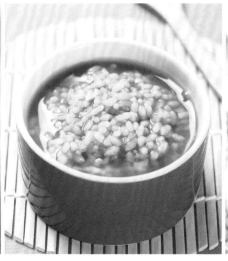

适量喝些生化汤。生化汤具有活血散寒的功效，可缓解产后血瘀腹痛、恶露不净，有很好的调养和温补的功效。

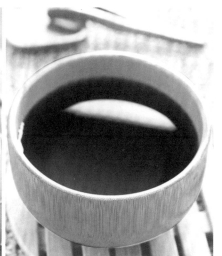

喝些生姜红糖水。生姜红糖水不仅能暖宫驱寒，而且能活血化瘀，能促进恶露排出，也有利于子宫的早日恢复。

加速子宫恢复做好这几点

产后子宫的复原主要包括子宫体恢复、子宫颈恢复和子宫内膜恢复三部分。子宫恢复主要是子宫的持续有效收缩，从分娩时将胎儿及胎盘娩出；接着将恶露排出；然后子宫不断收缩形成血块达到止血效果；最后，子宫再次挤压，将血块排出使子宫体积缩小。

子宫体的恢复：胎盘娩出后，子宫会即刻收缩，可以摸到腹部呈球形很硬的子宫体，其最高处与肚脐水平同高。之后，子宫体高度每天会降1~2厘米，在分娩后10~14天，子宫变小降入骨盆腔内。

子宫颈的恢复：生产刚结束时，因为子宫颈充血水肿，变得极其柔软，子宫颈壁很薄，7天后才能恢复原状。7~10天后子宫颈内口关闭，直到分娩后大约4周，子宫颈才能恢复到正常大小。

子宫内膜的恢复：胎盘、胎膜与子宫壁相分离，经由母体排出后，会从子宫内膜的基底层长出新的子宫内膜。分娩后约10天，除了胎盘附着面，其余部分的子宫腔会完全被新生的内膜覆盖。刚生产后，胎盘附着部分的子宫壁面积有手掌那么大，产后约2周，直径缩小到3~4厘米，直到产后6~8周愈合。

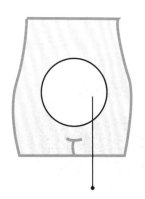

分娩后状态：子宫位于脐下约一指宽处。

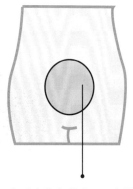

产后未恢复状态：子宫较分娩前有所回缩，但仍胀大。

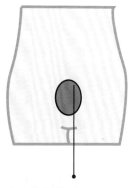

产后恢复状态：子宫下降到骨盆腔，大小与孕前大致相同。

加速子宫复原

- **及时排尿。** 剖宫产的导尿管一般在术后24~48小时，待膀胱肌肉恢复收缩功能后拔掉。拔掉后，产妇应尽量在两小时内排尿一次，不要使膀胱过胀或经常处于膨胀状态，容易引起尿路感染。

- **母乳喂养。** 让宝宝尽早吃母乳也会刺激子宫收缩。频繁地吮吸、产生生理反射，也能加速子宫的恢复。

- **按摩。** 在生产完之后，当新妈妈的体力得到一定的恢复后，一般在第2天就要进行子宫按摩，把手放在肚脐周围，做顺时针环形按摩，以此帮助、促进子宫收缩。

- **适度运动。** 在产褥期应避免长期卧床，在产后24小时，新妈妈可以下床做一些子宫复原操，如进行腹式深呼吸，以及在产后1周躺在硬床上进行抬腿、提臀运动等。

- **做提肛运动。** 提肛运动主要就是收缩肛门，每次提肛以后要憋住20~30秒，然后放松，每组3~5次，这样强有力的"肌肉收缩"动作，能让原本撑大的子宫慢慢恢复到原来的大小。

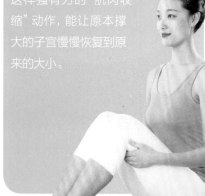

产后要绑腹带吗，何时绑

很多新妈妈关于绑腹带问题存在很多疑问。产后初期，绑腹带对腹直肌恢复原位、缓解内脏器官下垂以及减少腹部弯曲导致剖宫产的伤口疼痛会有一定作用，但新妈妈要学会正确使用。

产后什么时候用腹带

顺产妈妈在产后第 2 天就可以开始绑腹带，但一定要注意使用方法，每天佩戴最好不超过 8 小时，且不宜绑得过紧。

剖宫产妈妈在术后 7 天以后可以使用腹带包裹腹部，这样做有利于缓解疼痛，促进伤口愈合。但是，腹部拆线后不宜长期使用腹带，最好在下床活动时用，卧床后应解下。

剖宫产新妈妈怎么选腹带

剖宫产妈妈刚开始使用腹带时，建议先用棉质的，拉力小些的；等伤口好些时，可以改为稍紧些的。型号根据体形而定，产后一般相当于怀孕 3 个月时的体形，可参照怀孕 3 个月的体形购买。如果剖宫产妈妈想使用束身类的收腹裤，建议伤口愈合后再使用。

绑腹带的小细节

至少备 2 条腹带：由于产后新妈妈体虚，容易出汗，所以应多准备几条腹带，最少 2 条，以备替换。

绑腹带的时间：早晨起床、梳洗、方便完后绑上腹带；三餐前，若腹带松掉，则需拆下重新绑紧再吃饭；洗澡前拆下，洗澡后再绑上。

清洗方式：用无刺激性的洗涤用品清洗，再用清水漂净后晾干即可。不要用洗衣机清洗，以免打褶或起皱。夏天时每两三天换洗一次腹带，以免皮肤感染。

绑腹带步骤图

步骤 1：选择长约 3 米，宽 30~40 厘米，有弹性、透气性好的腹带，仰卧、平躺、屈膝、脚底平放在床上、臀部抬高。

步骤 2：双手放至下腹部，手心向前往心脏处推、按摩。

步骤 3：缠绕腹带，如图所示每绕一圈半在腰部两侧斜折一次。

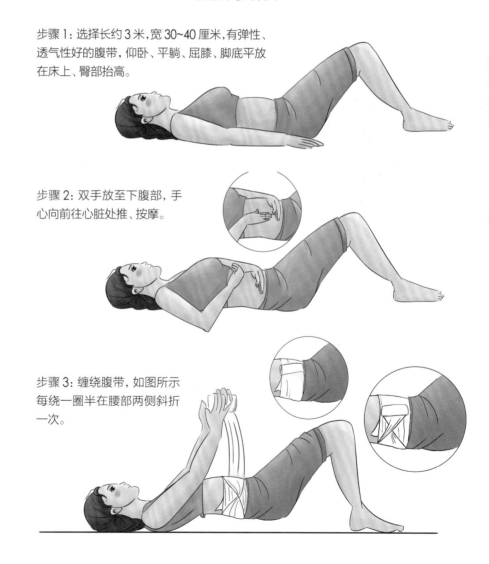

母乳喂养，产后瘦身的第一选择

宝宝吸吮乳房，不仅有利于新妈妈子宫、腹腔的恢复，还会促进乳汁分泌，而乳汁的分泌会帮助新妈妈消耗体内大量的脂肪。研究发现，每喂1毫升母乳，新妈妈平均就会消耗2.5~2.9焦耳的热量。新妈妈分泌600毫升左右的乳汁要消耗的热量约等于走路2小时、跑步1小时，或者做家务2小时的运动热量。

另外，子宫规律性收缩有助于子宫恢复，子宫恢复后，落入骨盆，"小肚子"自然就变小一些了。但是孕期脂肪增加引起的腹部变大，这类情况不会因为子宫恢复而使"肚子"变小，需要适当的运动，才能减掉小肚腩。

母乳喂养会加快体内新陈代谢速度

研究表明，母乳喂养会改变新妈妈的新陈代谢，让新妈妈能更快地恢复到原来的体重。

这是因为母乳的不断分泌会消耗新妈妈体内额外的热量，而宝宝的吸吮会刺激新妈妈的大脑垂体分泌一些有利的激素，进而促进新妈妈身体的康复。

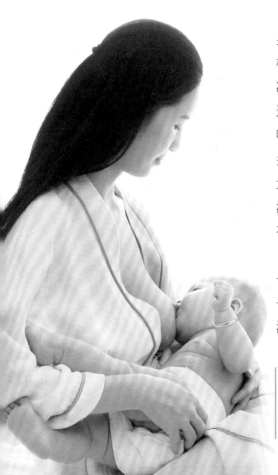

母乳喂养，可促进子宫收缩

母乳喂养有助于促进新妈妈的身体恢复。很多新妈妈都曾有过这样的体验：刚开始母乳喂养时，每次一喂奶，小肚子就变得硬硬的，还有一阵阵疼痛的感觉，这是产后哺乳引起的子宫收缩。宝宝吸吮乳头时，新妈妈神经系统接受刺激，大脑垂体会分泌催产素，在刺激乳汁分泌的同时，也会刺激子宫收缩，有利于子宫的回缩和腹部的复原。

新妈妈产后哺乳时，出现腹部一阵阵疼痛的情况是正常的，随着子宫、腹部的恢复，这种情况会渐渐消失。

宝宝勤吸吮，妈妈更健康。宝宝的吸吮会刺激新妈妈的大脑垂体分泌一些利于新妈妈健康的激素，进而促进新妈妈身体的康复。

常见哺乳装备

如何挑选母婴用品往往令新妈妈伤透脑筋，以下是针对哺乳妈妈常用产品的选购建议：

● 哺乳胸罩——必要。优选在杯罩处有可开合的"小门"的，无须每次喂奶都移开胸罩。

● 乳头吸引器——不常需要。如果新妈妈存在乳头扁平或凹陷情况，可用乳头吸引器帮忙。

● 防溢乳垫——视情况而定。是新妈妈外出必备的防护，否则漏奶弄湿衣服，会特别尴尬。

● 储奶瓶（袋）——视情况而定。是保存母乳的装备，尤其是乳汁富余的新妈妈和上班后要备奶的妈妈，几乎每天都要用到。

母乳的五大营养成分

大量研究证明，母乳含有蛋白质、碳水化合物、脂肪、多种维生素和矿物质等营养物质，且含有多种抗细菌、病毒和真菌感染的物质。因此，母乳喂养对预防新生儿和婴儿感染有重要意义。

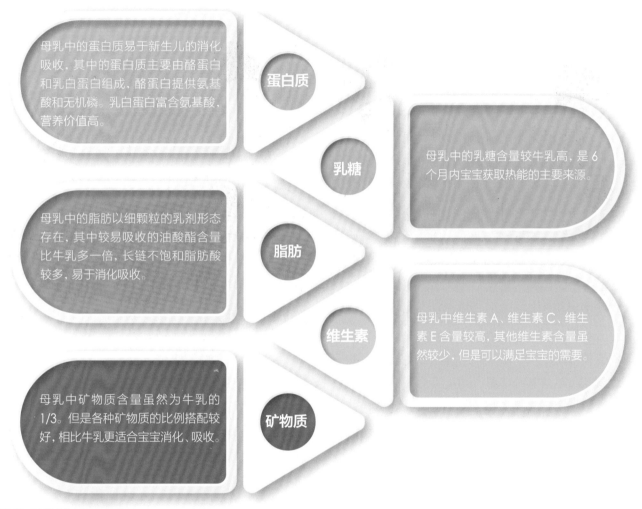

蛋白质
母乳中的蛋白质易于新生儿的消化吸收，其中的蛋白质主要由酪蛋白和乳白蛋白组成，酪蛋白提供氨基酸和无机磷。乳白蛋白富含氨基酸，营养价值高。

乳糖
母乳中的乳糖含量较牛乳高，是6个月内宝宝获取热能的主要来源。

脂肪
母乳中的脂肪以细颗粒的乳剂形态存在，其中较易吸收的油酸酯含量比牛乳多一倍，长链不饱和脂肪酸较多，易于消化吸收。

维生素
母乳中维生素A、维生素C、维生素E含量较高，其他维生素含量虽然较少，但是可以满足宝宝的需要。

矿物质
母乳中矿物质含量虽然为牛乳的1/3。但是各种矿物质的比例搭配较好，相比牛乳更适合宝宝消化、吸收。

母乳喂养注意事项

哺乳时应协助宝宝呼吸，宝宝的下颌应紧贴新妈妈的乳房，鼻子轻碰新妈妈的乳房，这样宝宝的呼吸是通畅的。如果新妈妈的乳房阻挡了宝宝的鼻孔，可以试着轻轻按下乳房，让宝宝呼吸畅通。

另外新妈妈要多摄取液体，每次喂奶之前及中间，最好喝一杯水、果汁或其他有益液体，有助乳汁充盈，补充新妈妈体内的水分。

正常情况下，宝宝出生后，均每24小时至少哺乳8~10次。

正确的哺乳姿势，避免乳腺问题

如果新妈妈喂奶的姿势不正确，或长时间的固定姿势很容易引起单侧腰部肌肉疲劳，导致产后腰痛，还会造成乳汁分泌不畅、乳腺堵塞等乳腺问题。

新妈妈可从以下哺乳姿势中选出适合自己的姿势：

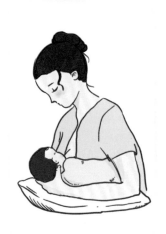 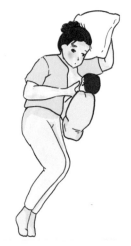 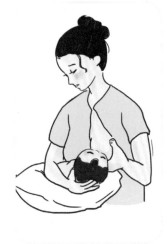 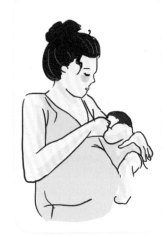

抱球抱姿。新妈妈可倚靠在床头或者坐于椅中，把宝宝放在身体的一侧，用前臂支撑着他的背，使宝宝的颈和头枕在手上，看起来就像把宝宝夹在胳膊下面一样。这个姿势比较适合剖宫产的新妈妈。

侧卧喂奶姿势。新妈妈侧卧在床上，宝宝也侧卧脸朝向新妈妈，新妈妈可用身体下侧胳膊搂住宝宝的头部、颈部、背部，也可以将身体下侧胳膊枕在头下，用身体上侧胳膊扶住宝宝臀部。这个姿势适合剖宫产新妈妈或坐着喂奶不舒服的新妈妈。

摇篮抱姿。新妈妈倚靠在床头或者坐于椅中，在腿上垫上枕头，将宝宝放到枕头上，让他侧躺，使宝宝的脸、腹部和膝盖都朝向新妈妈，腹部相贴，用臂弯托住宝宝，使他的头达到乳房高度，另一只手可托住乳房。这个姿势比较适合顺产的新妈妈。

交叉摇篮抱姿。交叉摇篮抱姿是最常用的哺乳姿势。新妈妈用手臂支撑宝宝的头部、颈部、背部和臀部，使宝宝的腿自然放于新妈妈腿上或者用另一只手抱起，引导宝宝找到乳头。这个姿势适合所有新妈妈。

乳房排空是保证泌乳量的好办法

很多新妈妈认为乳汁存在乳房里，宝宝这次吃不完，还可以下次吃。这种想法和做法是错误的。其实，宝宝吮吸得越多，乳汁分泌也就越多。排空乳房的动作类似于宝宝的吮吸刺激，可促进乳汁分泌，每次哺乳后应挤净乳房内的余奶。

人工喂养需注意

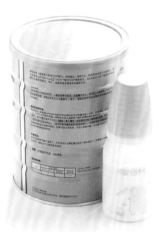

不要轻易换奶粉。一旦选择了一种品牌奶粉，新妈妈不要给宝宝轻易换奶粉。

有的时候，由于各种原因，新妈妈不得不放弃母乳喂养。新妈妈不要为此感到遗憾，也不要心存内疚。现在的宝宝是很幸运的，尽管不能吃母乳，但还有配方奶，一样能让宝宝健康成长。在人工喂养时需注意以下事项。

注意调配奶粉的浓度。刚出生的宝宝，消化功能弱，不能消化浓度较高的奶粉。因此，给婴儿吃配方奶粉要严格按照配方奶粉标明的配比量，不能过稀，更不能过浓，两种配比都会影响宝宝的健康生长，妈妈要特别注意。

选对奶粉很关键。市场上琳琅满目的配方奶让新妈妈很是纠结，不知道该选择哪一种。其实，只要是国家正规厂家生产、销售的奶粉，适合新生儿阶段的配方奶都可以选用。但在选用时需看清生产日期、保质期、保存方法、厂家地址、电话、调配方法等。最好选择知名品牌、销售量大的奶粉。如果宝宝对动物蛋白有过敏反应，那么新妈妈应选择全植物蛋白的婴幼儿配方奶粉。再次强调，除非特殊情况，否则最好坚持母乳喂养。

不要轻易换奶粉。一旦选择了一种品牌的奶粉，没有特殊情况不要轻易更换，如果频繁更换，会导致宝宝消化功能紊乱和喂哺困难，无形中增添了喂养的麻烦。

混合喂养有方法

有些新妈妈由于母乳分泌不足或因其他原因不能完全母乳喂养时，可选择母乳和代乳品混合喂养的方式。但应注意新妈妈不要因母乳不足而放弃母乳喂养，至少坚持母乳喂养宝宝 6 个月后再完全使用代乳品。

避免乳头混淆

很多新妈妈误以为混合喂养就是每次先吃母乳再吃配方奶，这是不对的。一次只喂一种奶，吃母乳就吃母乳，吃配方奶就吃配方奶。不要先吃母乳，不够了，再调奶粉。这样不利于宝宝消化，且容易使宝宝对乳头产生错觉，可能引发宝宝厌食奶粉，拒用奶瓶吃奶。

增加宝宝吮吸的次数

新妈妈要充分利用有限的母乳，尽量多喂宝宝。母乳会越吸越多，如果妈妈认为母乳不足，而减少喂母乳的次数，会使母乳越来越少。母乳喂养次数要均匀分开，不要很长一段时间都不喂母乳。

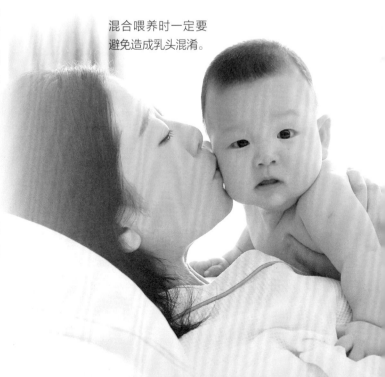

混合喂养时一定要避免造成乳头混淆。

专家说 乳房护理

乳房护理不仅影响新妈妈产后身体恢复的状况，还是提高母乳喂养成功率的关键。女性在怀孕期间体内的雌性激素会增多，触碰乳房时常有疼痛和不适的感觉。哺乳期的新妈妈如果护理不当也非常容易出现各种乳腺疾病，比如乳腺炎、乳腺增生等。这都需要新妈妈做好乳房护理。

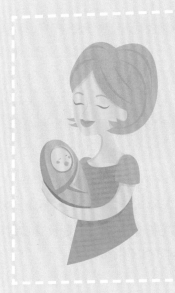

母婴同室，促进乳汁分泌

母婴同室就是让新妈妈与宝宝在同一个房间内，保持一天内大部分时间都在一起。分娩后，新妈妈体内的雌性激素、孕激素、催乳素等激素共同发挥作用，但很不稳定，宝宝如果不在身边，乳房缺少宝宝的吮吸刺激，催乳素的分泌就会减少，从而导致乳汁分泌减少。为了避免乳汁减少影响哺乳，应尽早实现母婴同室。

预防急性乳腺炎

急性乳腺炎让新妈妈们十分痛苦，在生活中一定要预防发病。那么如何预防急性乳腺炎呢？

经常清洗乳房：尤其是乳头部位最好每两天清洗一次，一直到分娩之后都要有保持乳房卫生的习惯，这时候乳头皮肤的抵抗力会更强一些。

定时哺乳：每次哺乳的时候都尽量让乳房排空，如果宝宝吃不完那么多的话，可以使用吸奶器把剩余的乳汁吸出，一定要两乳交替哺乳，防止积乳。

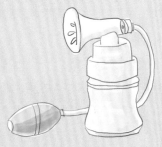

乳房胀痛找原因

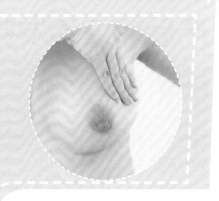

新妈妈开始泌乳时，乳房胀痛会持续一两天，这是正常现象。几天过后，如果新妈妈依然觉得乳房肿胀、轻微疼痛时，也不要立即停止母乳喂养。因为停止哺乳会造成乳汁淤积、乳腺管堵塞，很容易导致乳腺炎的发生。在乳房局部发红、肿胀之初，要勤给宝宝喂奶，让宝宝把乳汁吸干净。此外，还可以配合热敷、按摩等方法。如果乳房局部发红、胀痛，并伴有发热症状，那可能是得了乳腺炎，应及时到医院诊治。

按摩乳房缓解胀痛

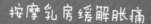

新妈妈在临睡或起床前，先用热毛巾热敷乳房 10~20 分钟，再将一只手的食指、中指、无名指并拢，放在一侧乳房上，以乳头为中心，由乳房外缘向内侧顺时针画圈，两侧乳房各做 10 次。

采用正确的姿势挤奶

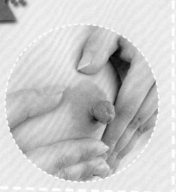

将大拇指放在离乳头根部 2 厘米处的乳晕上，其他四指放在拇指的对侧，有节奏地向胸壁挤压放松。如此反复，依次挤压所有的乳窦，直至乳腺管内乳汁全部排出。当然，新妈妈也可以用吸奶器将多余的乳汁吸出。

母乳喂养不会使乳房下垂

现在有不少新妈妈拒绝母乳喂养，主要是担心给宝宝喂奶会出现乳房下垂问题。

其实，哺乳是不会引起乳房下垂的。哺乳可以促进催乳素的分泌，而催乳素会增强乳房悬韧带的弹性。很多新妈妈出现乳房下垂的问题主要与孕期及哺乳前后乳房的护理有关。只要女性在孕期及哺乳前后进行适度的乳房按摩，坚持穿有撑托能力且合适的文胸，就可有效避免乳房下垂的问题。

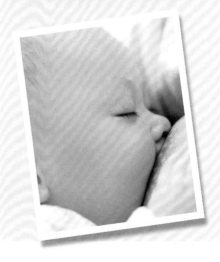

产后调养不发胖

产后第 1 周调养方案

新妈妈刚刚进行了一场"重体力劳动"——分娩，消耗了不少体力，家人一定为新妈妈准备了很多补养食品，但因为产后特殊的生理变化，此时的进补要更为慎重，不宜大补，而且药补不如食补。专家建议本周宜吃些清淡、开胃和帮助排恶露的食物。

先别急着下奶

看着嗷嗷待哺的宝宝，再想想空空如也的乳房，多数新妈妈的第一反应就是喝许多大补的补品和汤水。想要哺育宝宝的心情可以理解，但产后立即服用下奶汤及补品的方法是不正确的。因为产后新妈妈的身体太虚弱，马上进补催奶的高汤，往往会"虚不受补"，导致乳汁分泌不畅。

另外，宝宝在出生几天内吃得较少，如果过早服用下奶的食物，奶水太多还易形成乳腺炎。产后新妈妈的胃肠功能还未恢复，不能吃过于油腻的食物。如老母鸡、蹄髈等食物脂肪含量较高，不适合产后马上吃。

早餐前 30 分钟喝温开水

哺乳妈妈早餐前半小时喝 1 杯温开水，不仅可以润滑胃肠，让消化液得到足够分泌，刺激胃肠蠕动，防止哺乳期妈妈发生便秘和痔疮，

还可以促进泌乳量增加。但新妈妈哺乳期最好不要喝饮料，否则不仅不能有效补充体内缺少的水分，还会增加身体对水的需求，造成体内缺水。

正确饮用生化汤

生化汤是一种传统的产后方，能"生"出新血，"化"去旧瘀，可以帮助新妈妈排出恶露，但是饮用要恰当，不能过量，否则有可能增大出血量，不利于子宫修复。分娩后，不宜立即服用生化汤，因为此时医生会开一些帮助子宫收缩的药物，若同时饮用生化汤，会影响疗效或增加出血量，不利于新妈妈身体恢复。

一般顺产妈妈在无凝血功能障碍、血崩或伤口感染的情况下，可在产后 3 天服用，每天 1 剂，连服 7~10 剂。剖宫产妈妈则建议最好推迟到产后 7 天后再服用，连续服用 5~7 剂，每天 1 剂。每剂平均分成 3 份，在早、中、晚三餐前，温热服用。不要擅自加量或延长服用时间。饮用前，最好咨询医生。

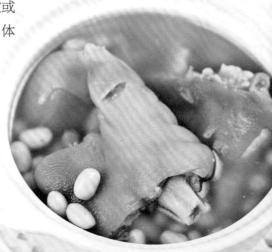

新妈妈不要过早喝下奶汤，否则，乳汁淤积容易形成乳腺炎。

本周宜吃的 10 种食材

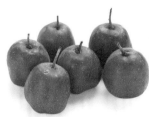

山楂： 产后食欲不振，吃山楂可开胃消食，还有助于排恶露，促进子宫收缩。

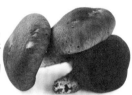

香菇： 香菇可增强人体免疫力，产后新妈妈急需适应身体新的变化，加强自身抵御病菌的能力。

促恢复食材

白萝卜： 白萝卜可健胃、助排气，剖宫产妈妈进食适量的白萝卜，对促进排便有好处。

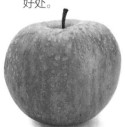

苹果： 苹果能润肠、健胃、生津、开胃和解暑，适合各种体质的新妈妈。

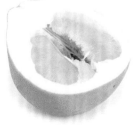

柚子： 柚子具有健胃润肺、清肠利便等功效，此外柚子还可以促进伤口愈合。

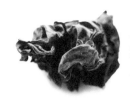

木耳： 木耳能清胃涤肠，新妈妈常食木耳可以清理胃肠，帮助排毒。

银耳： 银耳富含胶原蛋白、维生素，对皮肤有益，可助胃肠蠕动，利于人体排毒。

排毒食材

南瓜： 南瓜富含果胶，能黏结和消除体内细菌、毒素和其他有害物质，帮助新妈妈清除体内的毒素，起到排毒作用。

猪血： 猪血有猪血解毒、清肠功能，与侵入人体内的粉尘、有害金属微粒发生化合反应，易于将毒素排出体外。

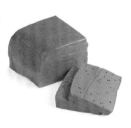

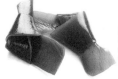

海带： 海带能消除水肿，还可以清除血管壁上多余的胆固醇。

吃不胖的营养餐

顺产妈妈

产后第 1 周的顺产妈妈，饮食要以清淡为主，可改善食欲和消化系统功能，促排恶露，有助于循序渐进地恢复体力。可以多吃些红枣粥、香油猪肝汤等补血益气的食物。此外，新妈妈不要过于着急喝下奶汤，否则会导致乳腺中乳汁淤积，从而加重乳房不适。

下面介绍几种本周适合顺产妈妈吃的营养餐。

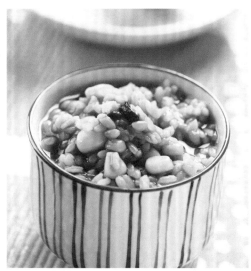

香菇红糖玉米粥

原料： 香菇、玉米粒各 50 克，大米 100 克，红糖适量。

做法： ①香菇洗净，切丁；玉米粒洗净；大米洗净，浸泡 30 分钟。②锅置火上，放入大米和适量水，大火烧沸后改小火。③放入香菇丁、玉米粒、红糖继续熬煮，煮至粥黏稠即可。

功效： 此粥能够促进顺产妈妈的新陈代谢，还有助于排出体内瘀血。

营养不长胖套餐
香菇红糖玉米粥 1 碗 + 南瓜饼 1 个 + 凉拌菜 1 份

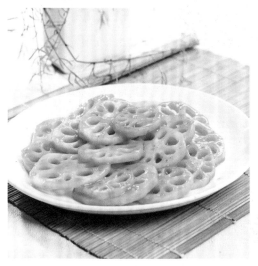

糖醋莲藕

原料： 莲藕 200 克，葱末、白糖、醋、香油、盐各适量。

做法： ①莲藕去节，去皮，切成薄片，用水冲洗干净。②油锅烧热，放入葱末煸香，留底油，倒入藕片翻炒，放入盐、白糖、醋，继续翻炒。③藕片熟透后，淋入香油即可。

功效： 莲藕养胃滋阴，有排毒、益血、止泻的功效。

营养不长胖套餐
糖醋莲藕 1 份 + 当归生姜牛肉煲 1 份 + 南瓜玉米馒头 1 个

南瓜饼

原料: 糯米粉 100 克,南瓜 60 克,白糖、红豆沙各适量。

做法: ①南瓜去籽,洗净,切块,微波炉加热 10 分钟后挖出南瓜肉,加糯米粉、白糖,和成面团。②将适量红豆沙包入面团中制成饼坯,上锅蒸 10 分钟即可。

功效: 南瓜能帮助顺产新妈妈排毒并缓解便秘。

营养不长胖套餐

南瓜饼 1 块 + 西红柿蛋花汤 1 碗 + 山药粥 1 碗

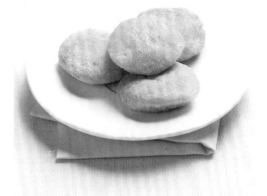

枸杞猪肝汤

原料: 猪肝 50 克,芝麻香油 10 克,枸杞 10 克,老姜丝 30 克。

做法: ①猪肝洗净沥干,切片。②锅内倒芝麻香油,小火煎至油热后加入老姜丝略煎。③将猪肝片放入锅内大火快速煸炒 5 分钟,倒入高汤。④煮开后,用小火煮一会儿,再加入枸杞即可食用。

功效: 小火煎过的香油温和不燥,有促进恶露排出、增强子宫收缩的功效。

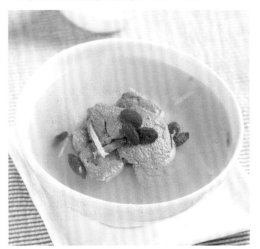

西红柿烧豆腐

原料: 西红柿 100 克,豆腐 50 克,盐、白糖各适量。

做法: ①西红柿洗净,切块;豆腐切成长方块。②炒锅中放入食用油,烧热后放入西红柿块炒 2 分钟。③放入豆腐块,加入盐和白糖,略炒即可。

功效: 此菜是身体虚弱、食欲欠佳的产后顺产新妈妈不可错过的健康美食。

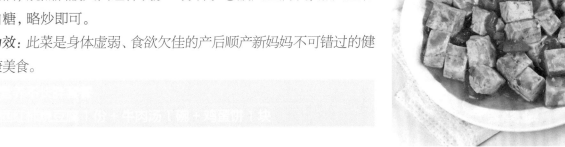

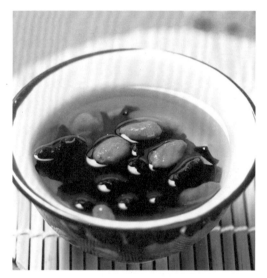

剖宫产妈妈术后 6 小时内应禁食，待 6 小时之后，可以喝些温开水刺激肠道蠕动，等到排气后才能进食。此外，剖宫产妈妈可以多吃些鱼、蔬菜类的汤和饮品，不要着急吃油腻的排骨汤。汤水补得太丰富，会导致乳房内出现硬块；也不宜依靠服用营养素来代替饭菜，保持摄入食物的多样性为佳。

下面介绍几种本周适合剖宫产妈妈吃的营养餐。

益母草木耳汤

原料：益母草、枸杞各 10 克，木耳 20 克，冰糖适量。

做法：①益母草洗净后用纱布包好，扎紧口；木耳泡发，去蒂洗净，撕成片；枸杞洗净。②锅置火上，放入清水、益母草药包、木耳片、枸杞，中火煎煮 30 分钟。③出锅前取出益母草药包，放入冰糖调味。

功效：益母草生新血去瘀血，与木耳同食具有养阴清热的功效。

营养不长胖套餐
益母草木耳汤 1 碗 + 肉片黄花菜 1 份 + 米饭 1 碗

阿胶核桃仁红枣羹

原料：阿胶 10 克，核桃仁 15 克，红枣 3 颗。

做法：①核桃仁去皮，掰小块；红枣洗净，去核；阿胶砸成块，10 克阿胶需加入 20 毫升的水一同放入瓷碗中，加盖保鲜膜，隔水蒸化。②红枣、核桃仁块放入另一只砂锅内加清水慢煮。③将蒸化后的阿胶放入锅内，与红枣、核桃仁略煮即可。

功效：此羹营养全面，对剖宫产产后康复和催乳下奶都十分有效。

营养不长胖套餐
阿胶核桃仁红枣羹 1 碗 + 虾仁丝瓜 1 份 + 草莓 5 颗

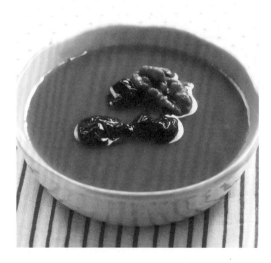

鱼头海带豆腐汤

原料：鱼头 1 个，海带、豆腐各 100 克，葱段、姜片、盐、彩椒丝各适量。

做法：①鱼头去鳃，切开洗净；豆腐切块；海带切长段。②鱼头、葱段、姜片放入锅内，加清水煮沸。③改小火炖至鱼头快熟时，放入豆腐块和海带段，炖至熟透，放盐调味、彩椒丝点缀即可。

功效：鱼头富含 DHA，通过乳汁可促进宝宝脑部神经发育。

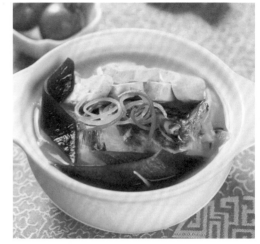

香蕉百合银耳汤

原料：银耳 20 克，鲜百合 50 克，香蕉 30 克，冰糖适量。

做法：①将银耳泡发 2 小时，择去老根，撕成小朵，放碗中，以 1:4 的比例加入清水，入蒸锅蒸 30 分钟。②鲜百合剥开洗净，去老根；香蕉切片。③将蒸好的银耳与鲜百合、香蕉片放入锅中，加清水，用中火煮，出锅时加入冰糖，待冰糖化开即可。

功效：百合与银耳有排毒功效，香蕉含钾丰富，利于消化吸收。

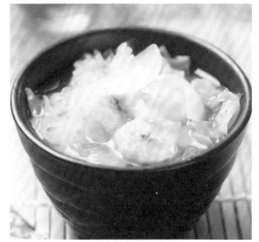

虾皮鸡蛋羹

原料：鸡蛋 1 个，青菜 30 克，虾皮 5 克，香油、盐各适量。

做法：①青菜洗净，切碎；虾皮洗净，沥干水。②鸡蛋打散，加温水打匀，加入青菜碎、虾皮、盐搅匀。③蛋液放入蒸锅隔水蒸 15 分钟左右，出锅时滴入香油即可。

功效：虾皮含有丰富的钙质，鸡蛋含有优质蛋白质，青菜含有维生素 C 和膳食纤维，三者搭配，营养丰富。

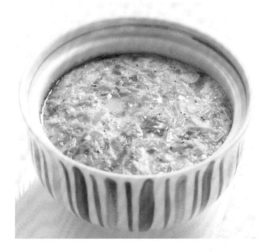

产后运动不伤身

产后第 1 周，新妈妈的身体还处于恢复中，不能做强烈的运动。因此，新妈妈不妨尝试做一些简单的运动，以此来加快血液循环，促进胃肠蠕动，帮助体内毒素快速排出，使身体更轻盈。

顺产和剖宫产新妈妈该何时运动

顺产的新妈妈从产后第 1 天就可以活动了，可在产后 12 小时内，由家人扶着去卫生间或在室内散散步。而剖宫产的新妈妈可在产后 24 小时，从翻身、下床做起，然后根据自身的恢复情况，做一些简单活动。其他运动一般需要等到刀口愈合后再开始进行。

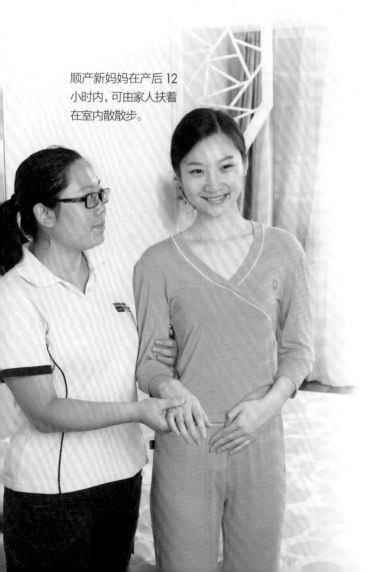

顺产新妈妈在产后 12 小时内，可由家人扶着在室内散散步。

产后第 1 周运动要点早知道

产后第 1 周运动宜谨慎，要注意以下几个方面：

别太着急过量运动。尽管产后及早进行运动对新妈妈身体恢复非常有利，但在运动方式、运动量和运动幅度方面，新妈妈宜谨慎一点，别太着急，否则不仅会使身体恢复得慢，还会使运动过程变得痛苦，得不偿失。

可先从翻身开始。产后第 1 天，新妈妈身体还比较虚弱，如果有会阴侧切，也会有很多不适，不愿意下床走动。这时新妈妈在床上可以经常翻翻身，活动活动手腕、脚腕，对身体恢复也有好处。

此外，会阴侧切的顺产妈妈产后第 1 天不适合做缩肛运动和举腿运动，应该等伤口愈合之后再进行，以免撕裂伤口。

运动前的准备

运动前需排空膀胱，注意周围空气的流通；运动时要穿宽松弹性好的衣服；避免饭前或饭后 1 小时内运动；运动后出汗需及时补充水分。

运动要配合深呼吸，缓慢进行以增加耐力，每天坚持，要有恒心毅力。若有恶露增多或疼痛增加，则需停止运动，待恢复正常后再开始运动。

与医生沟通

新妈妈可以就产后运动事宜与医生提前沟通，看是否适合运动、适合做什么运动、什么时间运动等，让医生帮助新妈妈制订一个产后运动计划。

饮食准备

运动前应以含优质蛋白质的食物为主，这样可以在运动中消耗更多的脂肪。鸡蛋、脱脂牛奶、鱼、豆腐等都是蛋白质的上好来源。

衣着准备

最好穿纯棉的宽松衣裤，另外准备一条干毛巾，以备运动时及时擦汗。

缩肛运动，促进盆底肌恢复

在做缩肛运动时新妈妈一定要放松腹部，将手放在腹部，感觉到腹部不紧张即可。每次缩肛不少于5秒，然后放松，连续做15分钟左右。如果新妈妈体力不够，不能坚持也不要紧，可以从每天5分钟开始，然后逐日增加时间，运动时应注意动作和缓。

运动频次：每天2套

运动时间：5~15分钟

运动小贴士：会阴侧切及剖宫产新妈妈要等伤口愈合后再做此动作。

运动时不可缺水

由于很多产后的新妈妈有易出汗、身体虚弱等特殊的身体状况，在运动时一定要注意补充水分。运动前应该喝适量温开水；运动20~30分钟后也要休息并补充水分，需要水分的多少，取决于新妈妈的运动量及周围的环境因素，比如气候、温度、阳光的强度等。

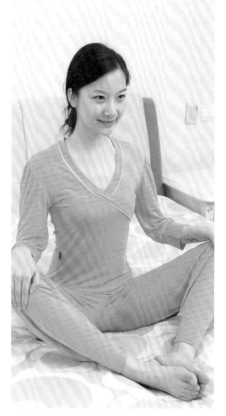

1.仰卧或取坐位，两膝分开。

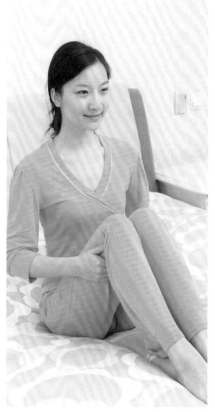

2.再用力合拢，同时用力收缩肛门几秒，然后放松。

第2周

产后第2周，有些新妈妈依然很虚弱，除了要照顾刚出生的宝宝外，还要关注自己的身体变化，并注意身体的恢复状况，科学坐月子，才能恢复快。

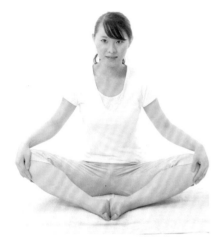

骨盆运动锻炼盆底肌肉。坚持锻炼盆底肌肉收缩能力，可改善产后尿频症状。

产后恢复健康瘦

经过1周的调养，新妈妈阴道周围组织和阴道壁因分娩出现的水肿和瘀血已经基本消失，伤口也基本愈合。

产后尿频早治疗

孕后期，孕妈妈会因为膀胱受压迫而出现尿频情况。产后，随着子宫的缩小与恢复，尿频情况会有所改善，但如果新妈妈出现了尿频的症状，排除饮水量大的原因后，应及时去医院检查，以确定原因。

出现尿频的原因

分娩时间过长、胎儿的头过大等都会伤害到新妈妈的骨盆肌肉群，影响膀胱的恢复，导致出现尿频的现象。有些炎症，如急性膀胱炎、尿道炎、外阴炎等也会引起尿频。

警惕泌尿系统感染

泌尿系统感染后的症状主要有：尿频、小便疼痛、血尿，且有发热的症状。若出现这些症状，应迅速就医。一旦确诊为泌尿系统感染，可以在医生指导下服用一些抗生素类药物。新妈妈还要注意千万不能憋尿，且要多喝水，以促进细菌排出。

如何预防产后尿频

● 每天进行一两次缩肛运动，可以锻炼盆底肌肉，预防尿频。

● 产后应注意多休息，不宜过早做重体力劳动，以便使身体更快地恢复，增强免疫力。

● 多做收缩盆底肌的练习，让会阴部的肌肉力量变强，有助于预防和改善尿频的症状。

● 补充营养，恢复元气，以增强产后新妈妈的体质。

● 注意外阴的清洁，每天晚上用温开水冲洗外阴，减少尿路感染的机会。另外，还要勤换洗内裤。

● 严禁性生活，坐月子期间严禁进行性生活，否则会引起阴道炎、子宫内膜炎、输卵管炎等疾病。

细说月子里洗澡这件事

经常有老人告诫产后新妈妈，"坐月子"时千万别漱口刷牙，否则以后容易出现牙齿松动，甚至脱落，新妈妈洗头、洗澡也常被老人禁止。产科专家提醒新妈妈一定要辨正看待这些老理儿。

产后洗澡有讲究

一般认为，顺产的新妈妈分娩7天后便可以洗澡了，以淋浴为佳。由于产后前几日，新妈妈身体虚弱，不宜立即开始淋浴，可以进行简单的擦浴，但绝不能盆浴，以免引起生殖道感染。

会阴侧切和剖宫产的新妈妈应该视伤口的恢复情况选择洗澡的时间，如果伤口愈合得较好，产后第3周就可以淋浴了。新妈妈淋浴的时间不要超过10分钟，洗澡前应避免空腹，防止发生低血糖，引起头晕等不适。需要提醒新妈妈的是，如果平时体质较差，就不宜勉强过早淋浴，可改为擦浴。

产后洗头好处多。洗头可促进头皮的血液循环，增加头发生长所需的营养物质，避免脱发、发丝断裂或分叉，使头发更密、更亮。但是产后洗头要讲究正确的方式和方法。

为什么老人总说"月子里不能洗澡"

从前人们总是说"月子里不能洗澡"，这和过去生活条件有关，那时候没有空调，也没有取暖器、淋浴器，加上卫生条件也不太好，那种环境下洗澡很容易着凉或感染。在如今的生活条件下，以前洗澡所担心的问题基本不存在了。调查显示，产后洗澡对子宫收缩及恶露出血量均无不良影响，而且还有很多好处，如清洁身体、消除疲劳、加深睡眠、增进食欲等。

洗澡注意事项

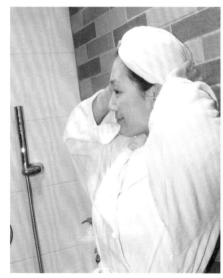

冬季洗澡注意事项：如果新妈妈在冬季坐月子，在洗澡之前，最好先打开浴霸，将室内温度调整至足够暖和后再进入。

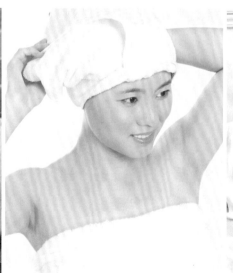

夏季洗澡注意事项：洗浴后要立即擦干身体，及时穿上衣服，避免身体受凉。

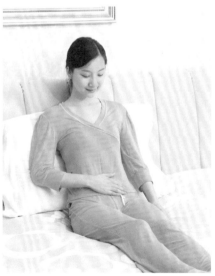

剖宫产的洗澡视伤口恢复情况而定：若剖宫产妈妈伤口恢复得快，两个星期后就可以淋浴了。

产后失眠严重，怎么办

产后失眠会影响新妈妈的身体恢复，并会导致乳汁分泌不正常。产后失眠也是导致抑郁的主要原因。所以为了新妈妈和宝宝的健康，新妈妈要积极预防和治疗产后失眠。新妈妈可试着多运动，调理好饮食与心情等。

产后失眠的原因及表现

产后，不少新妈妈会遭遇失眠的困扰，导致失眠的原因很多，精神紧张、兴奋、抑郁、恐惧、焦虑、烦闷等精神因素，均会引起失眠。除此之外，环境改变、晚餐过饱、噪声、光等也是导致失眠的重要原因。

失眠可以表现为以下几种类型：

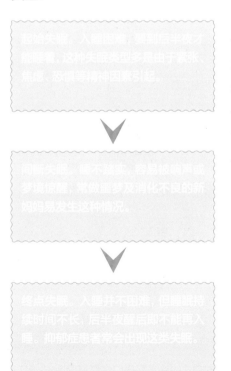

起始失眠。入睡困难，要到后半夜才能睡着。这种失眠类型多是由于紧张、焦虑、恐惧等精神因素引起。

间断失眠。睡不踏实，容易被响声或梦境惊醒；常做噩梦及消化不良的新妈妈易发生这种情况。

终点失眠。入睡并不困难，但睡眠持续时间不长，后半夜醒后即不能再入睡。抑郁症患者常会出现这类失眠。

产后失眠自疗法

调查显示，有超过 40% 的新妈妈都会出现睡眠问题。为了自己和宝宝的身体健康，新妈妈必须每天保证充足的睡眠时间并学会应对失眠的自疗法。

要养成睡前不胡思乱想的习惯。睡觉之前，不要胡思乱想，听一些曲调轻柔、节奏舒缓的音乐。

睡前两小时内不能进食，否则会影响消化系统的正常运作。同时不要喝含有咖啡因的饮料，如咖啡、汽水等，忌吃辛辣或口味过重的食物。

适当做些简单的运动，如散步、伸展四肢等，可以促进睡眠。

调理好自己的心情最为重要，心情调理好了，失眠的症状也就会自然消失。

如果白天小睡时间过长，导致到了夜晚没有困意，则应避免过长的午睡或傍晚的小睡。

睡前可以洗个温水澡，晚上可通过按摩或用轻柔的体操来帮助放松。

吃对食物可缓解失眠。热牛奶、菊花茶、蜂蜜水等都有安神作用，可帮助新妈妈缓解失眠。

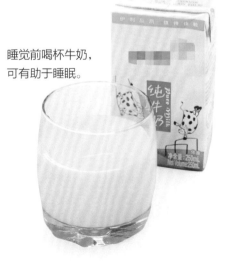

睡觉前喝杯牛奶，可有助于睡眠。

产后严重脱发，有何建议

很多新妈妈在坐月子的时候会遇到不同程度的脱发现象，这令新妈妈烦恼不已。若新妈妈在月子里学会护理头发，脱发状况会得到改善。

产后脱发正常吗

产后脱发属于正常生理现象。新妈妈脱发的部位大多在头部前1/3处。这与产妇的生理变化、精神因素及生活方式有一定的关系。

随着分娩后机体内分泌水平的逐渐恢复，脱发现象会自行停止，一般在6个月左右即可恢复。所以不要过分紧张，更不要乱投医，滥用药物对哺乳是非常不利的。

新妈妈孕期及产后要进行心理调适，注意合理营养及个人卫生，这样可以有效地减轻脱发。如果脱发情况比较严重，可在医生指导下服用谷维素、B族维生素等药物。

产后掉发巧应对

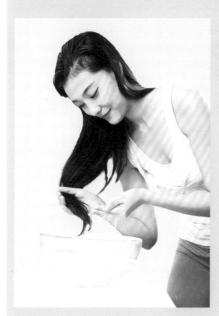

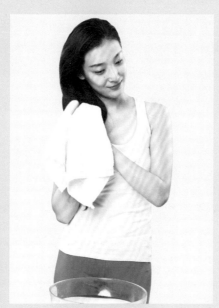

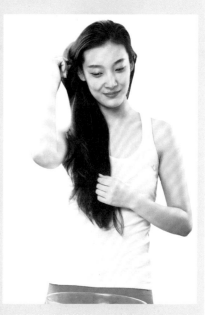

● 洗头防脱发。产后洗发注意只要水温合适，并且洗好后马上擦干，避免受凉即可。新妈妈要注意的是，洗发后，如果头发未干不要扎起来，也不要马上睡觉，否则湿邪侵入，可能会头痛、脖子痛。

● 解锁正确的擦头发方式。很多新妈妈都忽略了擦头发这个步骤，错误的擦头发方式会导致头发分叉、脆弱等问题，也会导致头发易断脱发。正确的擦干头发的方式是按压式沾干，不应来回搓头发。

● 频繁梳头或扎辫子易脱发。高频率地梳头，只会使头发因为拉扯脱离毛囊，加剧油脂分泌，造成毛囊堵塞，让脱发更加严重。扎辫子太紧，也会影响头发生长。

专家说 子宫护理

　　产后子宫的恢复是判断产后身体康复与否的重要标准之一。然而，很多新妈妈不知道该如何护理子宫，甚至因为护理方法的错误而影响了产后身体恢复。下面就介绍一下如何正确护理子宫。

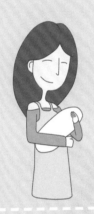

保护子宫，不穿紧身衣

很多新妈妈怕产后发胖，体形改变，就穿紧身衣或牛仔裤来掩盖已经发胖的体形。这样的衣着不利于血液循环，特别是乳房受挤压易患乳腺炎。正确的做法应该是衣着略宽松，贴身衣服以纯棉材质为宜，腹部可适当用收腹带裹紧，以防腹壁松弛下垂，也有利于子宫复原。另外，产后正确的睡姿可以减少新妈妈子宫位移的发生率，帮助子宫恢复；对于剖宫产的新妈妈，最好采取侧卧位。

两种方法检测子宫恢复

产后新妈妈要格外关注恶露的变化，这是产后恢复与否的一个显著标志。通常，恶露的颜色是由红变白的，量是由多变少再渐渐没有的，气味从有血腥味到无味，一般在产后第 4~6 周左右会排净恶露，子宫进入整体恢复时期。新妈妈也可以通过触摸腹部子宫处的软硬来判断子宫是否恢复。如果摸起来硬硬的，则表明恢复良好；如果摸起来软软的，但没有其他症状，则表明还需要恢复一段时间。

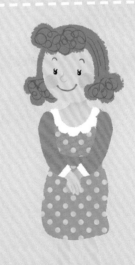

谨防子宫脱垂

新妈妈产后要充分休息，避免过早参与体力劳动，如手提重物、上举劳作或长期下蹲等。在身体还没有完全恢复时，就常蹲着干活，比如洗衣服、洗菜之类，都会使得腹压增加，从而使子宫沿着阴道的方向下垂导致子宫脱垂。分娩后新妈妈不注意睡觉的姿势，常采取仰卧的睡法，形成子宫后位，导致以后腰骶部疼痛、痛经等不适。

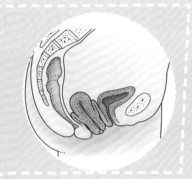

预防子宫内膜炎

分娩时对子宫腔的各种操作或产后护理不当，很容易引起子宫或盆腔感染，诱发子宫内膜炎。

● 产后新妈妈宜进食易消化、富含优质蛋白的食物，以增强体质。

● 注意私处卫生，尽量避免阴道、子宫颈中有害细菌滋生。

● 按摩子宫，找到合适的方法促进子宫尽快恢复。

● 注意产后检查，若子宫内有分娩残留物，子宫感染的概率也会变大。

产后洗澡有禁忌

产后新妈妈洗澡不宜采用坐浴或者泡澡的方式，因为此时新妈妈的子宫口还没有恢复到原状，坐浴或泡澡容易增加子宫感染的概率。洗澡后要立刻擦干头发、身体，穿好衣服，以免受凉。

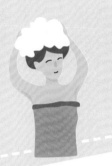

适当按摩，加强子宫收缩

一只手摸到肚脐下方子宫部位，另一只手掌按压，并进行顺时针方向按摩，直到感觉子宫变硬为止。子宫变硬，表示子宫正在收缩。产后2周子宫进入盆腔，根据恶露的情况，看子宫的恢复状况。

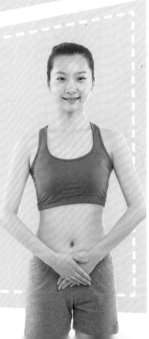

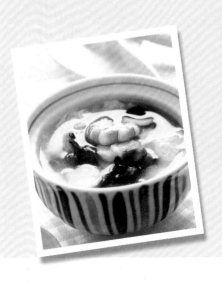

产后调养不发胖

产后第 2 周调养方案

经过前 1 周的调养，新妈妈的体力慢慢恢复，产后第 2 周应适当增加一些补养气血、滋阴、补阳气的温和食材来调理身体。

适当吃些补血食物

从这周起，新妈妈可以松一口气了，因为身体上的伤口基本愈合，胃口也明显好转。选择的食物种类可以多些，以调理气血、促进内脏收缩的食材为好，如猪心、红枣、猪蹄、红衣花生、枸杞等。

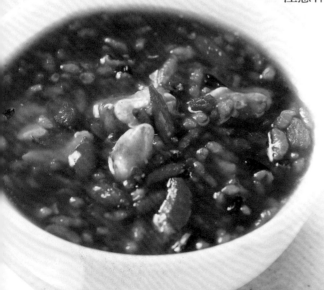

红枣、花生、枸杞等都是不错的有效补血食材。

红糖水适可而止

传统观念认为产后喝红糖水比较补养身体，比如可以帮助新妈妈补血、补充碳水化合物，还能促进恶露排出和子宫复位等。但红糖水并不是喝得越多越好，因为过多饮用红糖水，会损坏新妈妈的牙齿，还会导致出汗过多，使身体更加虚弱，甚至会增加恶露中的血量，从而引起贫血。营养专家建议产后喝红糖水的时间，以 7~10 天为宜。

注意补钙

从现在开始关注新妈妈的补钙问题，生产加哺乳，会让新妈妈体内钙含量下降，骨骼更新钙的能力也会下降。有研究表明，每分泌 1 000~1 500 毫升的乳汁，新妈妈就要失去 500 毫克的钙，乳汁分泌量越大，钙的流失量就越多。因此，给新妈妈多吃点牛奶、鸡蛋这类钙含量丰富，而且容易吸收的食物。如果食补效果不好，也可以在医生的指导下服用哺乳期可服用的钙剂。

可多吃些豆制品

豆制品已被世界公认为健身益智的食物。它不但味道鲜美，还可以促进大脑发育。大豆就是我们平时所说的黄豆，它所含的蛋白质很高，比鸡蛋高 3.5 倍，比牛肉高 2 倍，比牛奶高 1.3 倍；更重要的是，大豆本身含有人体所必需却又不能在体内合成的多种氨基酸。所以，哺乳妈妈要多吃豆制品。

本周宜吃的 10 种食材

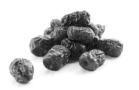

红枣：红枣可以补血安神、益气养肾，还能增强人体耐力和抗疲劳，对于贫血、面白、气血不足的新妈妈有很好的调养作用。

牛奶：牛奶是人体钙的最佳来源之一，其所含钙量的比例非常适当，有利于钙的吸收。

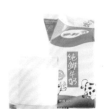

乌鸡：与一般鸡肉相比，乌鸡能滋阴养肾，补血补虚，调节人体免疫力，非常适合气血亏损的新妈妈食用。

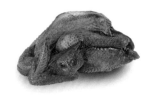

虾皮：虾皮的含钙量很丰富，100 克虾皮中的钙含量约为 991 毫克，且极易消化。

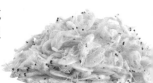

补血食材

补钙食材

菠菜：菠菜富含铁元素，可以有效地防治缺铁性贫血，常吃还能调理脾胃，预防便秘。

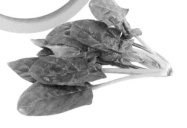

黑芝麻：黑芝麻含钙量比蔬菜和豆类都高得多，还富含蛋白质、氨基酸及多种维生素和矿物质，有很高的保健价值。

阿胶：阿胶具有补血作用，可用于失血性贫血、缺铁性贫血的滋补，还可使肌肤光洁滑润有弹性。

黑豆：黑豆的钙含量也很高，每 100 克黑豆的钙含量约为 224 毫克，而且有降低胆固醇的作用。

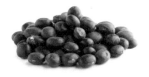

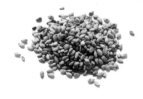

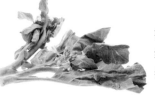

芥菜：芥菜含钙量较高，且富含维生素，能为人体提供必需的营养，还可防治产后便秘。

胡萝卜：胡萝卜补血养肝、健脾化滞、补中下气，是补血和改善肾虚的好食材。

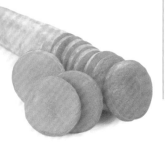

吃不胖的营养餐

新妈妈身体的恢复和宝宝营养的摄取均需要大量营养物质,哺乳新妈妈不要偏食和挑食,要讲究粗细搭配、荤素搭配。

下面介绍几种本周适合哺乳妈妈吃的营养餐。

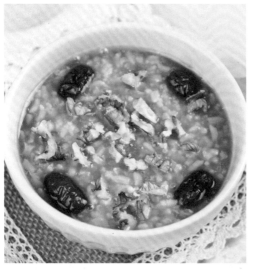

阿胶核桃仁红枣粥

原料: 大米 100 克,阿胶、核桃仁各 10 克,红枣 4 颗。

做法: ①核桃仁掰小块;红枣洗净;大米煮成粥。②阿胶砸成碎块,放入瓷碗中,加入 10 毫升水,蒸化。③红枣、核桃仁块放入另一只砂锅内加清水用小火慢煮 20 分钟。④将阿胶和大米粥放入锅内,与红枣、核桃仁再同煮 5 分钟即可。

功效: 阿胶补血,可减轻出血过多引起的乏力、头晕、心慌等症状。

营养不长胖套餐

阿胶核桃仁红枣粥 1 碗 + 煮鸡蛋 1 个 + 苹果 1 个

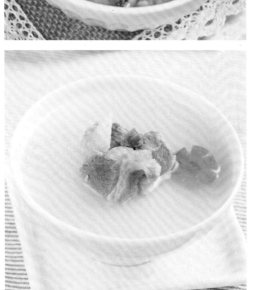

羊肉汤

原料: 羊肉 100 克,胡萝卜 50 克,姜片、盐、葱花各适量。

做法: ①将羊肉洗净,切块;胡萝卜洗净,切花朵小片。②将胡萝卜片、羊肉块放入锅内并加入适量清水大火烧开。③加入姜片改用小火炖 1 小时左右,等到肉熟烂,加入盐和葱花调味即可。

功效: 羊肉能暖中补血,开胃健脾,对于哺乳新妈妈恢复体力有很好的效果。

营养不长胖套餐

羊肉汤 1 碗 + 清炒苦瓜 1 份 + 米饭 1 碗

虾皮烧豆腐

原料：豆腐 150 克，虾皮 20 克，酱油、盐、白糖、葱花、姜末、水淀粉各适量。

做法：①豆腐切块，焯水；虾皮洗净。②油锅内放入姜末和虾皮爆香，倒入豆腐块，加入酱油、白糖、盐、适量水，烧沸，最后用水淀粉勾芡，撒上葱花即可。

功效：虾皮中含钙丰富，是哺乳新妈妈补钙的较佳途径。

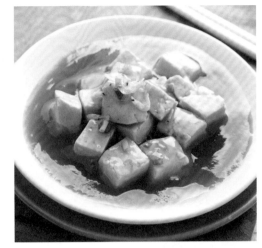

糖醋白菜

原料：白菜帮 200 克，胡萝卜 100 克，淀粉、白糖、醋、酱油各适量。

做法：①将白菜帮、胡萝卜洗净，斜刀切片。②将淀粉、白糖、醋、酱油搅拌均匀，制成糖醋汁，备用。③油锅烧热，放入胡萝卜片煸炒，然后放入白菜片，炒至熟烂。④倒入糖醋汁，翻炒几下即可。

功效：白菜中的膳食纤维可润肠，促进排毒，还能促进蛋白质的吸收。

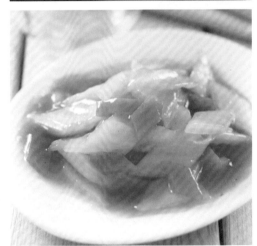

黑芝麻米糊

原料：大米 20 克，莲子 10 克，黑芝麻 15 克。

做法：①将大米洗净，浸泡 3 小时；莲子、黑芝麻均洗净。②少量黑芝麻炒熟；将大米、莲子、其余黑芝麻放入豆浆机中，加水至上下水位线之间，按"米糊"键，加工好后倒出，撒上炒熟的黑芝麻即可。

功效：黑芝麻能健胃补血，还有助于补钙，滋养秀发。

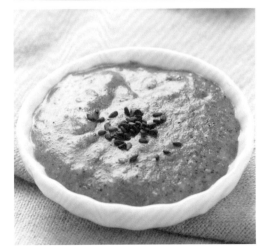

非哺乳妈妈

产后第 2 周，非哺乳妈妈的精神状态有了很好的改善，但子宫及各脏器尚未完全复位，所以不要吃太多高脂肪、高蛋白质的食物，宜补气血。

下面介绍几种本周适合非哺乳妈妈吃的营养餐。

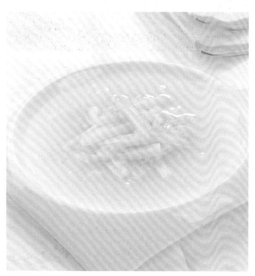

奶油白菜

原料：白菜 100 克，牛奶 120 毫升，盐、高汤、水淀粉各适量。

做法：①白菜切小段；将牛奶倒入水淀粉中搅匀成汁。②油锅烧热，倒入白菜段翻炒，再加些高汤，烧至七八成熟。③放入盐，倒入调好的牛奶汁，再烧开即可。

功效：奶油白菜营养全面，可补钙，并有利于产后乳汁分泌。

营养不长胖套餐
奶油白菜 1 份 + 鸡蛋羹 1 份 + 莴笋瘦肉粥 1 碗

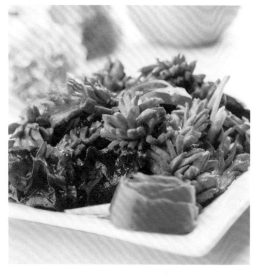

抓炒腰花

原料：猪腰 100 克，红椒 50 克，木耳 20 克，醋、水淀粉、盐、葱末、姜末、香油各适量。

做法：①猪腰剖开，去掉筋膜，切片，打花刀，用水淀粉上浆；红椒洗净，2/3 切片，剩下 1/3 切成长条状；木耳泡发。②油锅烧热，将腰片逐片下锅，小火炒 2 分钟，出锅控油。③用醋、盐、葱末、姜末、水淀粉调成汁。④起油锅，倒入调好的汁、腰片、红椒片、泡发的木耳炒熟，淋入香油。⑤将红椒条圈成花状作装饰即可。

功效：此菜外焦里嫩、味道可口，猪腰有补肾气、强腰膝的功效。

营养不长胖套餐
抓炒腰花 1 份 + 海带焖饭 1 碗 + 猕猴桃汁 1 杯

南瓜油菜粥

原料： 大米 50 克，南瓜 40 克，油菜 20 克，盐适量。

做法： ①将南瓜去皮，去瓤，洗净，切成小丁；油菜洗净，切丝；大米淘洗干净。②锅中放大米、南瓜丁，加适量水煮熟，最后加油菜丝、盐调味即可。

功效： 油菜含胡萝卜素和维生素 C，南瓜含果胶，有助于排毒。

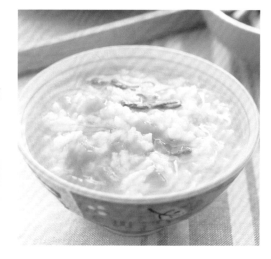

鸭肉冬瓜汤

原料： 鸭子 1 只，冬瓜 100 克，姜片、盐各适量。

做法： ①将鸭子去内脏，洗净，切块；冬瓜洗净，去皮、去籽，切成小块。②鸭块放入冷水锅中，大火煮约 10 分钟，捞出，冲去血沫，放入汤煲内，大火煮开。③放入姜片，转小火煲 90 分钟。④关火前 15 分钟倒入冬瓜块，煮熟后加盐调味即可。

功效： 此汤能养胃滋阴、利水消肿，适合水肿、上火的非哺乳新妈妈。

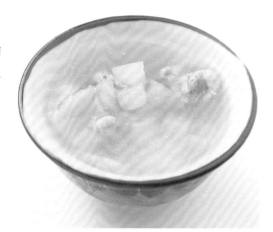

菠菜粉丝

原料： 菠菜 150 克，粉丝 50 克，姜末、葱花、盐、香油各适量。

做法： ①菠菜择洗干净，粉丝泡软，分别用开水焯烫一下，捞出，沥净水。②油锅烧热，用葱花、姜末炝锅，将菠菜、粉丝下锅，加盐稍炒，出锅，淋上香油即可。

功效： 菠菜含铁，能预防缺铁性贫血，还可益血润肠，调中下气。

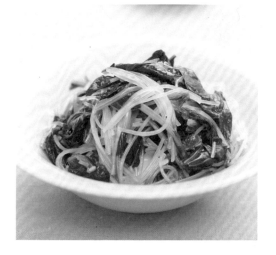

产后运动不伤身

剖宫产妈妈，做做上肢运动

剖宫产妈妈在产后 10 天左右可以进行舒缓的运动，以活动四肢为宜。舒缓拉伸的运动可以使新妈妈放松身体，帮助身体恢复。早期不要过于追求减肥效果，以免影响自己和宝宝的健康。

运动频次：每天 2 套

运动时长：约 6 分钟

运动小贴士：做此动作时，可以配合做深呼吸运动，可帮助新妈妈身体更快恢复。

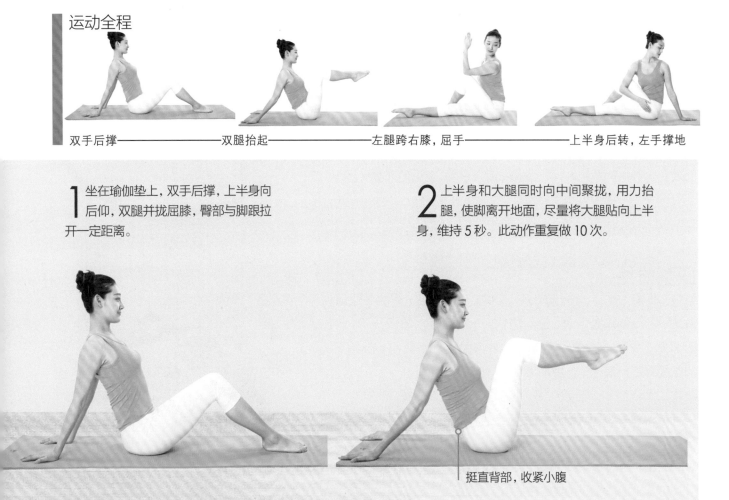

运动全程

双手后撑————双腿抬起————左腿跨右膝，屈手————上半身后转，左手撑地

1 坐在瑜伽垫上，双手后撑，上半身向后仰，双腿并拢屈膝，臀部与脚跟拉开一定距离。

2 上半身和大腿同时向中间聚拢，用力抬腿，使脚离开地面，尽量将大腿贴向上半身，维持 5 秒。此动作重复做 10 次。

挺直背部，收紧小腹

3 休息片刻，直立上身，双腿伸直，左腿弯曲跨过右膝，左手肘弯曲放在左膝上，将上半身转向左后方，眼睛注视后方，停留做 5 次腹式呼吸。

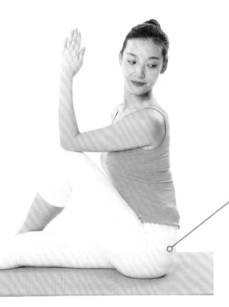

转身后尽量让臀部全部压在垫子上

4 双腿保持不动，上半身继续转向左后方，右手放在左腿大腿外侧（接近臀部），左手放在身后，眼睛注视后方，停留做 5 次腹式呼吸。上半身还原，换另一边再做，各练习 3 次。

摆脱乳房下垂，**提前做瑜伽**

怀孕期间由于雌性激素的作用，促使乳腺生长，乳房内的血管变得较粗大，乳房也向两腋扩大。但是分娩后，乳房虽然有一定的自我复原能力，但支撑乳房的韧带和皮肤因为长时间的拉扯很难快速复原。新妈妈可以试试以下的胸部瑜伽，可以有效提升胸部，打通乳腺，防止下垂，还有催乳的作用。

运动频次：每天 1 套

运动时长：约 10 分钟

运动小贴士：新妈妈要坚持戴合适的胸罩。

运动全程

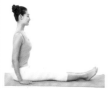 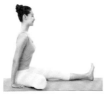 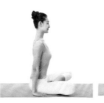 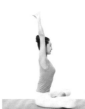 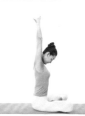

坐姿，双腿伸直————右脚放在左大腿根部————弯曲左腿————双手合十————十指相交举过头顶————低头

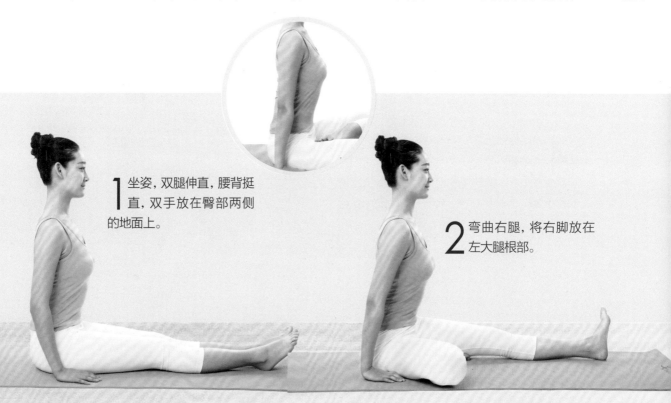

1 坐姿，双腿伸直，腰背挺直，双手放在臀部两侧的地面上。

2 弯曲右腿，将右脚放在左大腿根部。

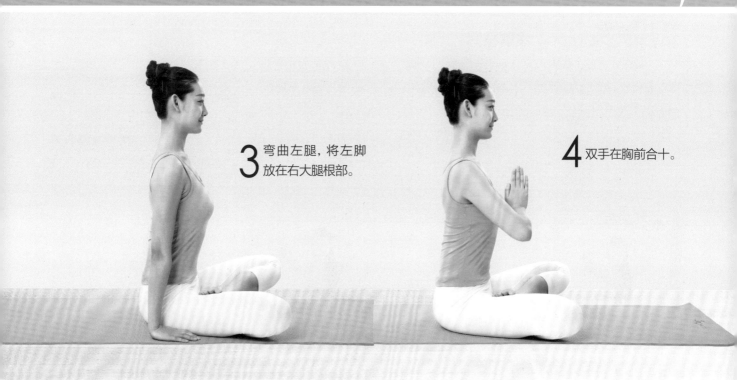

3 弯曲左腿，将左脚放在右大腿根部。

4 双手在胸前合十。

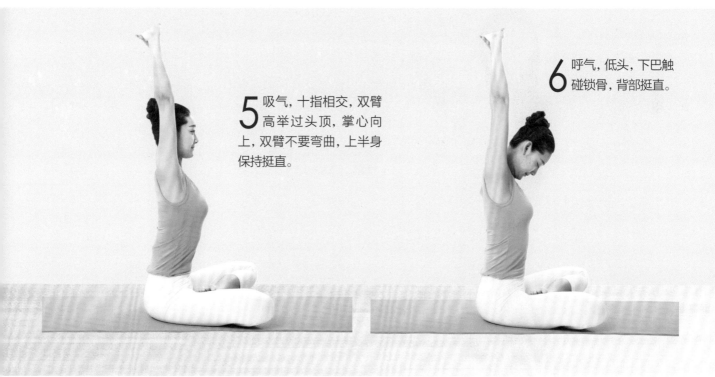

5 吸气，十指相交，双臂高举过头顶，掌心向上，双臂不要弯曲，上半身保持挺直。

6 呼气，低头，下巴触碰锁骨，背部挺直。

按摩头部，**缓解疲劳**

产后第 2 周，新妈妈身体恢复的同时，又增加了照顾和哺喂宝宝的重任，时常会感到疲惫不堪。学会这套头部按摩运动，不仅可以有效缓解产后脱发，还可以减轻新妈妈的疲惫感。

运动频次： 每天 2 次

运动时长： 约 10 分钟

运动小贴士： 按摩时感觉特别舒服的部位可以多停留一会儿。

运动全程

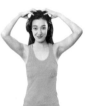
用手指梳头皮

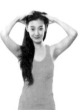
指腹画圆按摩

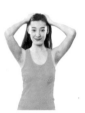
轻扯头发

手掌放头上

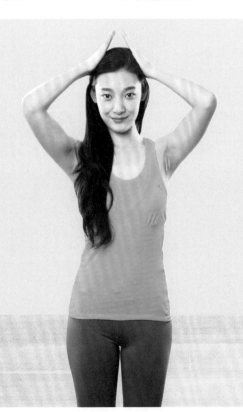

1 为了放松头部，将双掌放在头上，轻柔地按压整个头皮。为进行全面的按摩，应慢慢地移动手掌。自额上发际，由前而后，由后而前，前后按摩 5 次。

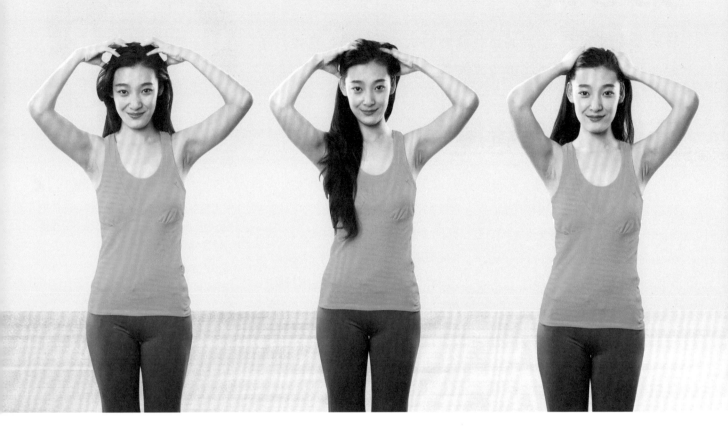

2 将双手的十指微屈，自然张开，以指腹按压在头皮上，自额上发际开始，由前而后地梳头发到后发际，力量均匀适中，有顺序地单方向梳理头皮，并在指梳过程中配合按压、揉摩头部的动作，约30次。

3 为改善头皮的血液循环，软化头皮，手指插入到头发中，用指腹画圆按摩。手指指腹要慢慢地移动，每个部位3~5秒，按摩整个头皮。为刺激头皮，用双手指腹紧抓头皮再突然放开，然后一点点地移动位置，刺激整个头部。

4 轻扯头发。手指插入头发之中，向上轻扯头发。一点点改变位置，刺激整个头部。至此，头部按摩的整个过程结束。

第3周

转眼2周过去了，新妈妈自我调理的状态还好吗？在坐月子期间，新妈妈不但要注重身体恢复，心理问题也不容忽视。

产后恢复健康瘦

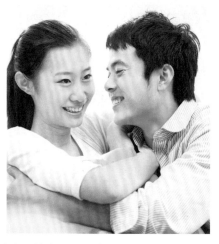

产后性生活不可过早。顺产妈妈在产后56天后，剖宫产妈妈在产后3个月再进行性生活。

经过了前2周的调养，新妈妈会感觉到身体比刚分娩时有劲儿多了。在照顾宝宝时，新妈妈也不要疏忽对自己的关照，避免月子里的不良习惯给身体埋下病根。

产后性生活早知道

产后同房问题是多数夫妻较为关注的问题，这需要看女性性器官在分娩后的恢复状况。但要注意的是，在产道伤口尚未彻底修复前同房，会延迟伤口的愈合，不仅感觉疼痛，还会感染妇科疾病。

多久可以恢复性生活

正常分娩的新妈妈在56天内不能过性生活。因为正常分娩，最先恢复的是外阴，需10余天；其次是子宫，子宫在产后42天左右才能恢复正常大小；最后是子宫内膜，子宫内膜表面的创伤在产后56天左右才能完全愈合。

对于顺产过程中借助产钳、会阴侧切等方式助产的新妈妈，或产褥期中有感染、发热、出血等情况的新妈妈，其子宫、阴道、外阴等器官组织恢复缓慢，性生活则应相应推后。剖宫产新妈妈最好在分娩3个月后再过性生活，产钳及有缝合术者，应在伤口愈合、瘢痕形成后，再过性生活。

产后短期内怀孕是一件让人头疼的事情，不仅会增加新妈妈产后风险，埋下疾病隐患，还会增加胎儿出生的危险。总之，在这些器官组织复原前，新妈妈要绝对禁止性生活。

不容忽视的避孕问题

医学上建议产后最好间隔两年之后生二胎，这样可减少对子宫的伤害，在此期间应做好避孕措施。常见的避孕措施有以下几种：

戴避孕套。由于避孕套自身的物理特性，在不影响新妈妈激素分泌状态的同时，还可以有效防止细菌进入私处，起到预防疾病的作用。

使用宫内节育器。这是一个长效简单的避孕方式，一次放置即可避孕数年，避孕成功率较高。

口服避孕药。由人工合成的雌性激素和孕激素配制而成，有时会产生一定的副作用，哺乳期间慎用。

安全期避孕是一种传统的避孕方法。安全期避孕法一般不依赖外在的药物和工具，但会存在一定的失败概率。

结扎避孕。结扎手术是长期避孕的一种有效方式，这是产后夫妻同房的最有效保障。但对于想要二胎的家庭，怀孕前还要做复通手术。

眼睛模糊怕光，这份护眼攻略要收好

很多老人都说在月子期间，新妈妈不能哭，哭了对眼睛不好。但新妈妈发现月子里即使不哭，也会有眼睛干涩模糊、视力下降、怕光等问题。其实这是正常现象，只要学会科学的护理方法，眼睛不适的症状会很快缓解。

眼睛护理讲方法

有些新妈妈会出现眼睛不适的症状，比如怕强光，看书报时眼睛模糊、又干又涩，有时还会感觉眼痛。出现这种情况应对症调养，并注意减少用眼。

新妈妈可多吃一些对眼睛有益的食物。鱼肉、胡萝卜、橙子等食材都含有对眼睛有益的物质。适量补充，过段时间眼睛不适的症状就会减轻。

如果精神体力恢复良好，新妈妈可以短时间读书看报，每次控制在 30 分钟左右，避免眼睛疲劳；看电视的时间每天不应超过 2 个小时，每次最多看 30 分钟。

有些新妈妈眼前会出现"冒金星"的现象，或是感到眼前有小黑点儿移动，视力模糊，不要掉以轻心，应及时去眼科做个全面检查。因为这种现象往往是高血压的表现，新妈妈一旦患上高血压，需及时治疗，以免造成更大的疾病隐患。

产后不能立即戴隐形眼镜

现在没有医学方面的研究证明，产后戴隐形眼镜会对新妈妈有影响，只是在怀孕期间不推荐戴隐形眼镜。怀孕期间，由于激素的变化会让孕妈妈眼睛的分泌物变少，眼球变干，因此不适合戴隐形眼镜。

产后虽然激素有所恢复，但是这个过程不可能一天两天就能完成，一般需要至少 3 个月的时间才能恢复正常。所以专家建议新妈妈产后 3 个月再戴隐形眼镜。

护眼三部曲

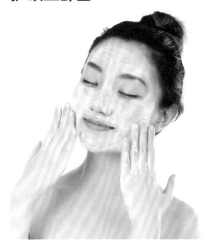

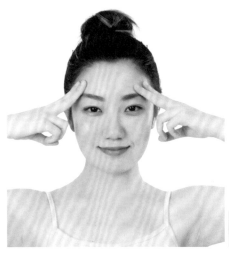

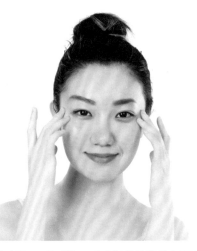

步骤 1：取适量乳液，将乳液由内向外涂匀全脸；用双手食指和中指以斜线方向按摩太阳穴，重复 10 次。

步骤 2：将双手食指和中指放在眼尾处（瞳子髎穴），以螺旋状的手法按摩至头发与前额的分界线，重复 5 次。

步骤 3：最后将双手手指并拢着放在眼底，轻轻敲打眼周即可。

血性恶露没完没了，就是恶露不尽

正常恶露一般持续 2~4 周。剖宫产比自然分娩排出的恶露要少些，但如果血性恶露持续 2 周以上、量多或恶露持续时间长且为脓性、有臭味，可能出现了细菌感染，要及时到医院检查；如果伴有大量出血，子宫大而软，则显示子宫可能恢复不良，也需马上就诊。

恶露多久才能排净

恶露的色泽一开始为红色，然后会从鲜红渐渐转为淡红色、红棕色，再变成淡黄色、白色液体，直至干净。全部排净需要 3~4 周，在 7~14 天时会突然出血较多，是因为子宫内膜伤口结痂部分脱落的缘故，属正常现象，不用过于担心。

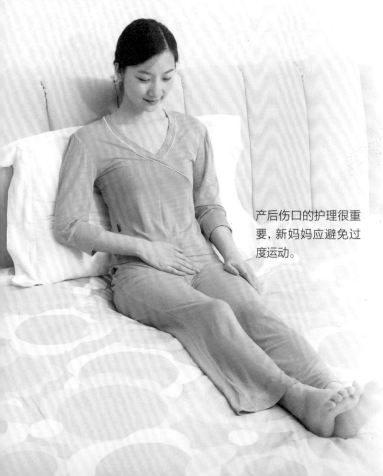

产后伤口的护理很重要，新妈妈应避免过度运动。

按摩腹部，巧排恶露

平躺于床上，用拇指在肚脐下约 10 厘米处（这就是子宫的位置）轻轻地做环形按摩。每天按摩 2 次，每次 3~5 分钟。当子宫变软时，用手掌稍施力于子宫位置，做环形按摩，如果子宫硬起，则表示收缩良好。当子宫收缩疼痛厉害时，暂时停止按摩，可采取俯卧姿势以减轻疼痛。腹部按摩可以刺激胃肠蠕动，帮助子宫复原及恶露排出，也可预防因收缩不良而引起的产后出血。

剖宫产妈妈的伤口护理

✤ 剖宫产的伤口较大，发生感染的机率也相对提高，而且皮下脂肪愈厚，伤口感染的机会也愈大。所以剖宫产的新妈妈，必须注意产后伤口的护理。

✤ 手术后刀口的痂不要过早地揭，否则会把停留在修复阶段的表皮细胞带走，甚至撕伤真皮组织，并刺激伤口出现刺痒。

✤ 涂抹一些外用药用于止痒，但哺乳妈妈一定要在医生指导下选择外用药。

✤ 伤口避免阳光照射，防止紫外线刺激形成色素沉着。

✤ 改善饮食，多吃水果、鸡蛋、瘦肉等富含维生素 C、维生素 E 以及人体必需氨基酸的食物。这些食物能够促进血液循环，改善表皮代谢功能。切忌吃辛辣等刺激性食物。

✤ 保持疤痕处的清洁卫生，及时擦去汗液，不要用手挠抓、用衣服摩擦疤痕或用水烫洗的方法止痒，以免加剧局部刺激，促使结缔组织炎性反应，引起进一步刺痒。

产后抑郁别担心

产后半年内是抑郁症发生的高危期，与产后心绪不宁和产后精神病同属产褥期精神综合征。研究表明，产后抑郁症发病率在15%~30%，典型的产后抑郁症可在3~6个月自行恢复，但严重的可持续1~2年，其临床特征与其他时间抑郁发作无明显区别。

产后三大心理变化

新妈妈生产后，不仅身体发生很大变化，其心理同样也会出现巨大的变化。一般说来，产后新妈妈心理的变化可分为3种：

产后郁闷：其发生概率为50%~70%。在产后3~6天发生，主要症状包括情绪不稳、失眠、独自哭泣、郁闷、注意力不集中、焦虑等。

较严重的产后郁闷：有些新妈妈会出现较为严重的郁闷症状，表现为郁郁寡欢、食欲不振、无精打采，甚至常会无缘无故地流泪或对前途感觉毫无希望。更有甚者会有罪恶感产生、失去生存欲望。

产后精神病：少数抑郁症新妈妈，会出现严重沮丧、幻觉、妄想、轻生等症状，此时新妈妈已患有"产后精神病"。

告别产后抑郁这样做

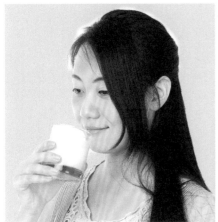
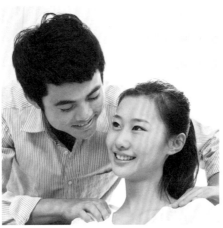

补充钙质可防产后抑郁症。研究表明，孕妈妈每天摄取1000毫克以上的钙质，有助于预防产后抑郁症。

强化夫妻间沟通。丈夫要对妻子多一点关怀、坦诚、倾听和赞美，避免互相抱怨。

测测你是否产后抑郁

新妈妈可以通过产后抑郁的这九大表现来初步判断自己的状况。

- ☐ 胃口差，什么都不想吃，体重明显下降或增加。
- ☐ 晚上睡眠不佳或严重失眠，白天昏昏欲睡。
- ☐ 经常莫名其妙地对丈夫和宝宝发火，事后有负罪感，不久后又开始发火，如此反复。
- ☐ 几乎对所有事物失去兴趣，感觉生活没有希望。
- ☐ 精神焦虑不安，常为一点小事而恼怒，或者几天不言不语、不吃不喝。
- ☐ 认为永远不可能再拥有属于自己的空间。
- ☐ 思想不能集中，语言表达紊乱，缺乏逻辑性和综合判断能力。
- ☐ 有明显的自卑感，常不由自主地过度自责，对任何事都缺乏自信。
- ☐ 不止一次有轻生的念头。

如果5项以上的回答为"是"，有可能患上了产后抑郁症。

专家说 心理护理

　　许多新妈妈在产后会出现情绪低落、失望、悲观等消极情绪，新爸爸除了照顾好新妈妈的生活起居外，还应注意帮助妻子调整产后心理。多体谅、开导妻子，避免新妈妈受刺激，不然对新妈妈的身体健康不利，也会影响宝宝的发育。

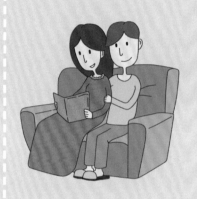

产后爱发脾气怎么办

有的新妈妈产后经常无缘无故地发脾气，不良的家庭氛围不仅影响新妈妈身心健康，也会对宝宝的成长产生不利影响。新妈妈可以尝试以下方法来转移自己的注意力：可以和别的妈妈多交流育儿心得和产后恢复心得；请月嫂或家人一起照顾宝宝，不要一个人应对这些杂事；也可以记录下宝宝的变化和坐月子的感想，当你翻阅并记录这些的时候，你的心情会随之平静下来。

家人多理解

分娩后的新妈妈常会焦虑、烦躁，甚至对家人可能有过分的语言或行为，严重者可变成产后抑郁症。新爸爸和家人可能认为新妈妈实在娇气、事儿多，不理解，从而产生家庭矛盾。其实这种反常行为是身体激素变化的结果。家人应该多体谅，避免不必要的精神刺激，体贴地照顾新妈妈，以维护新妈妈良好的情绪，保持欢乐的气氛，这也是为宝宝创造一个良好家庭环境的重要条件。

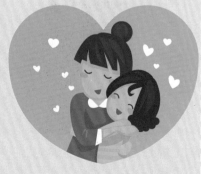

听音乐可稳定情绪

好的音乐会净化人的灵魂，使情感得到升华，也会稳定人的情绪，驱散心中的不快，忘记身体的疲劳。音乐在医学和心理学治疗领域取得的惊人成果，让人们相信音乐有祛病健身的效果。新妈妈在感到情绪焦躁不安的时候，不妨听一首或抒情、或欢快的音乐，让自己放松，并采取一种自己感觉舒服的姿势，静静地聆听，忘掉烦恼和不快，让自己的情感充分融入音乐的美妙意境中去。

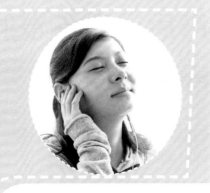

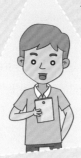

对于妻子产后阴晴不定的心情，新爸爸要做好充分的思想准备，并学会控制自己的情绪，随时准备做妻子的"出气筒"，让妻子将负面的情绪发泄出来。

新妈妈抑郁对宝宝的影响

● 影响宝宝身体发育。新妈妈心情低落、睡眠紊乱，会使奶水质量下降，从而影响宝宝的生长发育。

● 影响宝宝智力发育。新妈妈若长期抑郁，会在无形中使宝宝精神紧张，从而使宝宝智力不能得到充分开发。

● 影响宝宝情感发育。如果新妈妈患上产后抑郁症，宝宝感受不到来自妈妈的温暖，容易使宝宝产生情感上的饥饿和性格上的不完整，对宝宝情感的发育很不利。

产后心理减压法

新妈妈要学会自我调整、自我克制，树立哺育宝宝的信心，并试着从可爱的宝宝身上寻找快乐。尽可能地多休息，避免进行重体力运动。学会放松，不要强迫自己做不想做或可能使自己心烦的事。

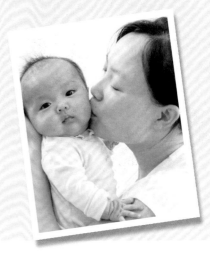

产后调养不发胖

产后第3周调养方案

产后第3周，新妈妈的胃肠功能基本恢复了，是时候开始滋补了。新妈妈滋补得当，不但不用担心会长胖，还可以恢复分娩时造成的身体消耗。另外可以利用月子期的合理饮食和健康生活方式，改善气喘、怕冷、掉发、便秘、易疲劳等问题。

适当加强进补

分娩对新妈妈的身体造成了很大损耗，不可能在短时间内完全复原。通过前2周的饮食调养，新妈妈会明显感觉有劲儿了，但此时仍要注意增强体力，强健腰肾，以避免以后的腰背疼痛。身体恢复较好的新妈妈，本周可以适当加强进补，但仍不要过多食用燥热食物，否则可能会引起乳腺炎、尿道炎、便秘

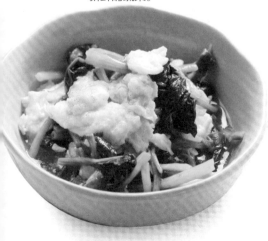

新妈妈要保持饮食多样化，在进补的同时吃些新鲜的蔬菜。

或痔疮等。可以适当吃一些水果，但是必须记住不要进食性凉的水果，如梨、西瓜等。蔬菜的量也要开始增加，以防止便秘，而且有助于控制体重。

催乳为主

本周，宝宝的需求增大了，总是把新妈妈的乳房吃得瘪瘪的，催乳成为新妈妈当前进补的主要目的。哺乳期大概为一年的时间，所以适当食用催乳、通乳的食材，会给整个哺乳期提供保障。

主食多样化

产后新妈妈身体虚弱，肠道消化能力也弱，除了食物要做得软烂外，还要有营养、保持饮食多样化。尤其是月子中的主食，新妈妈可以有很多选择，比如：小米可开胃健脾、补血健脑、助安眠，适合产后食欲缺乏、失眠的新妈妈；糯米适

用于产后体虚的新妈妈；燕麦富含B族维生素，也是不错的补益佳品。主食多样化才能满足人体各种营养需要，提高利用率，使营养吸收更高效，进而达到强身健体的目的。

按时定量进餐，控制体重

新妈妈不要因为照顾宝宝太过于忙乱，而忽视了进餐时间。新妈妈要根据宝宝的生活规律，相应安排好自己的进餐时间。过量的饮食，会让新妈妈体重增加，对于产后的恢复并无益处。如果是母乳喂养，宝宝需要的乳汁很多，食量可以比孕晚期稍多，最多增加1/5的量；如果乳汁正好够宝宝吃，则与孕晚期等量；如果是不能母乳喂养的新妈妈，食量和非孕期差不多就可以了。

本周宜吃的 10 种食材

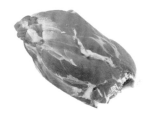

羊肉：羊肉蛋白质含量高，脂肪含量相对低，是众多畜类肉中通乳作用较为明显的一种。

鲫鱼：鲫鱼历来被作为通乳食物，能和中补虚，除湿利水，温中顺气。

虾：虾含有优质的蛋白质和丰富的矿物质，而且虾肉鲜嫩，易于消化。虾的通乳作用很强。

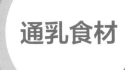

通乳食材

莴笋：莴笋口感鲜爽，有通乳汁、消水肿、利尿的功效。

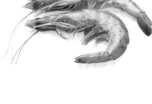

花生：花生富含多种营养素，其丰富的蛋白质是养血催乳的重要成分。

木瓜：木瓜含有木瓜蛋白酶，可以刺激乳汁的分泌，是下奶佳品。

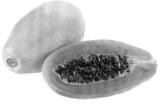

猪蹄：猪蹄有补血和通乳的作用。猪蹄辅以有下乳作用的通草，催乳效果更为显著。

催奶食材

豌豆：豌豆富含碳水化合物、蛋白质、赖氨酸和多种矿物质，也有催乳的功效。

豆腐：豆腐是低脂肪、高蛋白、不含胆固醇的食物，也有催乳功效。

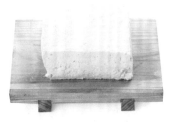

茭白：茭白富含蛋白质和多种维生素，能够增强新妈妈的体质，还有催乳功效。

吃不胖的营养餐

哺乳
妈妈
哺乳妈妈在促进乳汁分泌的同时，也要积极预防产后贫血，红枣水、菠菜猪肝汤都是方便易做的好补品。同时，新妈妈不要吃凉菜凉饭，为了使肠胃健康，要以温热为宜。

下面介绍几种本周适合哺乳新妈妈吃的营养餐。

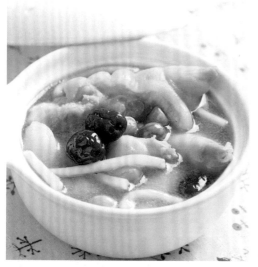

猪蹄通草汤

原料：猪蹄 150 克，通草 5 克，花生仁 20 克，红枣 5 颗，盐适量。

做法：①猪蹄洗净切成块；花生仁用水泡透；通草洗净切段。②锅内加入适量水，烧开，放猪蹄，汆去血沫，捞出。③油锅烧热，放入猪蹄块，爆炒片刻，加入清水、通草段、花生仁、红枣，用中火煮至汤色变白，加盐调味。

功效：猪蹄通草汤是常见的针对新妈妈缺乳的食疗方。

营养不长胖套餐
猪蹄通草汤 1 碗 + 什锦果汁饭 1 份 + 鱼香茄子 1 份

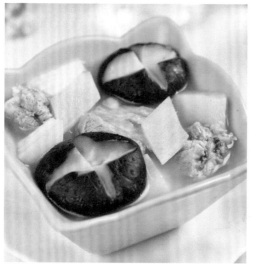

茭白炖排骨

原料：茭白 30 克，排骨 100 克，干香菇、白萝卜各 20 克，姜片、盐各适量。

做法：①茭白剥去绿色外衣，洗净，切块；排骨洗净切小段，焯烫后沥干；干香菇泡发洗净，切花刀；白萝卜洗净，切块。②锅中放水煮开，放入排骨段、白萝卜块、香菇和姜片，大火煮 20 分钟，再放入茭白块，转小火煲 30 分钟，加盐调味即可。

功效：此汤味美可口，是产后新妈妈补充营养、催乳的佳品。

营养不长胖套餐
茭白炖排骨 1 份 + 鳙鱼小米粥 1 碗 + 猪肉白菜包 1 个

菠菜猪肝汤

原料：菠菜 150 克，猪肝片 50 克，盐、姜丝、香油各适量。

做法：①菠菜择洗干净，切段；猪肝片放入沸水余烫去血水，捞出。②锅置火上，倒油烧热，放猪肝片、姜丝快速翻炒，加水。③待水开时，放入菠菜段，稍煮片刻，用盐、香油调味即可。

功效：菠菜细嫩易消化，可补铁补血；猪肝也可补铁养血。

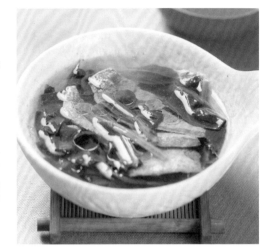

莴笋粥

原料：莴笋、大米各 50 克，猪肉 100 克，盐、葱花各适量。

做法：①莴笋去皮洗净，切细丝；大米淘洗干净；猪肉洗净，切成末，放入碗内，加适量盐，腌 10 分钟。②锅中放入大米，加适量清水，大火煮沸，加入莴笋丝、猪肉末，改小火煮至米烂时，加盐、葱花搅匀即可。

功效：莴笋含有多种营养成分，配以肉类食物，味美且有通乳之效。

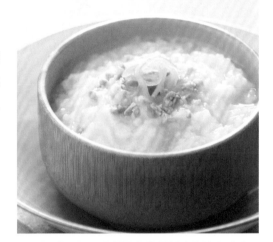

黄瓜腰果虾仁

原料：黄瓜、虾仁各 50 克，腰果 6 颗，胡萝卜丁、葱末、盐、香油各适量。

做法：①黄瓜洗净，切成小丁。②油锅烧热，将腰果炸熟，装盘备用；虾仁用开水余烫，捞出沥水。③锅内留底油，放葱末煸出香味，倒入黄瓜丁、腰果、虾仁、胡萝卜丁同炒至熟，加盐，淋香油即可。

功效：黄瓜美容，腰果补肾虚，虾仁催乳。此菜适合新妈妈补养身体。

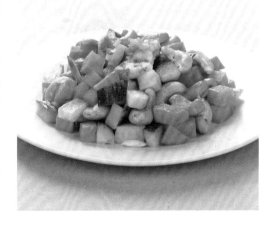

非哺乳妈妈

非哺乳妈妈断乳时，如果奶水过多，自然回乳效果不好时，不宜硬将奶憋回，这样容易造成乳房结块，严重时还会引起乳腺炎；同时，也要避免回乳过急，导致乳汁淤积引发乳腺炎。非哺乳妈妈的回乳食谱应该多样化，如麦芽粥里可以增加些营养丰富的杏仁、核桃、牛奶等，促进新妈妈的食欲，帮助身体恢复。

下面介绍几种本周适合非哺乳新妈妈吃的营养餐。

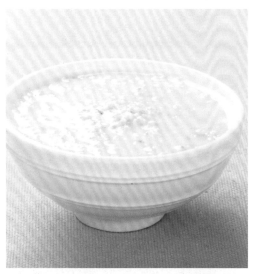

奶香麦片粥

原料： 大米 30 克，牛奶 250 毫升，燕麦、高汤、白糖各适量。

做法： ①大米洗净，加入适量水浸泡 30 分钟，之后捞出控水。②在锅中加入高汤，放入大米，大火煮沸后转小火煮至米粒软烂黏稠。③加入牛奶，煮沸后加入燕麦、白糖、拌匀，盛入碗中即可。

功效： 此粥含有丰富的膳食纤维、蛋白质和维生素，是非哺乳妈妈理想的早餐；此外，燕麦有回乳的功效。

营养不长胖套餐

奶香麦片粥 1 碗 + 木耳炒鸡蛋 1 份 + 紫薯馒头 1 个

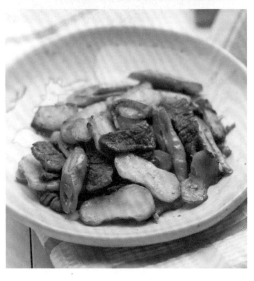

豆角烧荸荠

原料： 牛肉 50 克，豆角、荸荠各 30 克，葱汁、盐、水淀粉、高汤各适量。

做法： ①将荸荠去皮洗净，切片；豆角洗净切段；牛肉切片，用葱汁和盐、水淀粉腌制。②油锅烧热，下牛肉片用小火炒至变色，放豆角段炒匀，再加高汤烧至微熟。③放入荸荠片，炒匀至熟，加盐调味即可。

功效： 豆角搭配荸荠，是一道滋补食疗佳品，适宜新妈妈食用。

营养不长胖套餐

豆角烧荸荠 1 份 + 黑豆煲瘦肉 1 份 + 牛奶馒头 1 个

小米鳝鱼粥

原料：小米 30 克，鳝鱼肉 50 克，胡萝卜、姜末、盐各适量。

做法：①将小米洗净；鳝鱼肉切成段；胡萝卜切成小丁。②在砂锅中加入适量清水，烧沸后放入小米，用小火煲 20 分钟。③放入姜末、鳝鱼肉段、胡萝卜丁煲 15 分钟，熟透后，放入盐调味即可。

功效：此粥有益气补虚的功效，有利于非哺乳妈妈的身体恢复。

营养不长胖套餐

小米鳝鱼粥 1 碗 + 素菜包 1 个 + 苹果 1 个

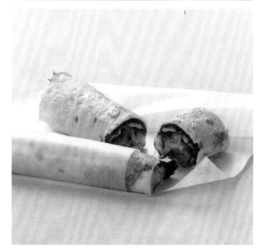

如意蛋卷

原料：草鱼净肉 100 克，蒜薹 50 克，鸡蛋 1 个，紫菜、黑芝麻、盐、水淀粉各适量。

做法：①草鱼净肉剁成肉蓉，加入盐、水淀粉，搅拌至上劲。②蒜薹洗净切长段，焯烫；鸡蛋打散，加入黑芝麻，入油锅制成蛋皮。③蛋皮上铺上紫菜，将鱼肉蓉铺在紫菜上；蒜薹各放一边，卷起来，在中间汇合；汇合处抹少许水淀粉粘上，上蒸锅蒸熟即可。

功效：此菜品营养均衡，能提升食欲，适合新妈妈食用。

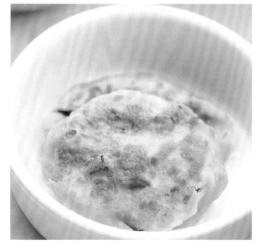

韭菜馅饼

原料：韭菜 100 克，鸡蛋 2 个，面粉 200 克，盐适量。

做法：①面粉加凉开水，搅拌成絮状，揉成面团，盖上湿布醒发；韭菜洗净，切小段；鸡蛋炒散，加韭菜段、盐，拌成馅。②面团做成圆形面皮，包上馅料。③锅内放少许油，放入馅饼，两面煎熟即可。

功效：因为韭菜有回乳的功效，非哺乳妈妈可适当食用。但胃肠功能不佳者应尽量少食。

产后运动不伤身

三角转动操，消除腿部水肿

这套动作能有效地拉伸腿部肌肉、消除腿部的水肿和赘肉，修饰腿部线条。在转动时能充分调动腰部肌肉，塑造新妈妈的小蛮腰。不仅如此，还能拉伸手臂肌肉，活动肩背，美化收紧肩背线条。不要小看这套动作，对于想要瘦全身的新妈妈很有帮助。

运动频次：每天做1套

运动时长：约10分钟

运动小贴士：新妈妈应根据身体情况适度练习，坚持下去，效果也会越来越好。

运动全程

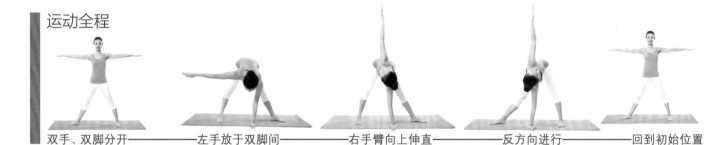

双手、双脚分开————左手放于双脚间————右手臂向上伸直————反方向进行————回到初始位置

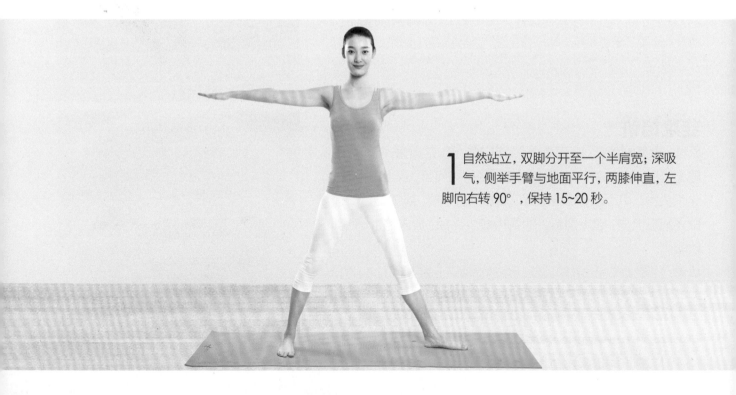

1 自然站立，双脚分开至一个半肩宽；深吸气，侧举手臂与地面平行，两膝伸直，左脚向右转90°，保持15~20秒。

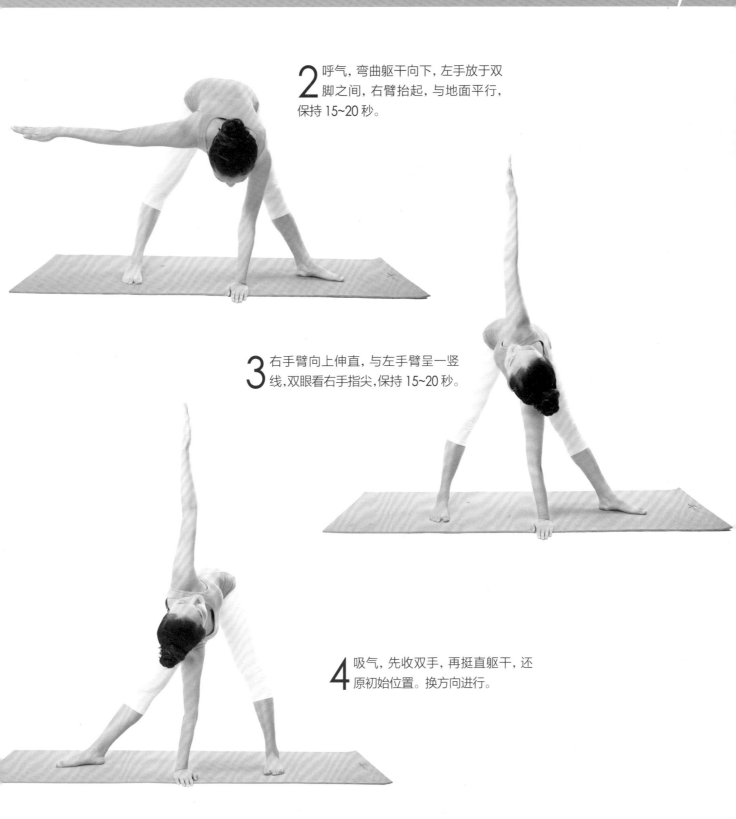

2 呼气，弯曲躯干向下，左手放于双脚之间，右臂抬起，与地面平行，保持 15~20 秒。

3 右手臂向上伸直，与左手臂呈一竖线，双眼看右手指尖，保持 15~20 秒。

4 吸气，先收双手，再挺直躯干，还原初始位置。换方向进行。

简易瘦腹操，收紧小腹

　　轮流活动双脚，在改善骨盆前后移位状况的同时，有效刺激腹直肌，收紧小腹，使小腹变得平坦、紧实。这套动作非常舒缓，新妈妈在月子期间就可以做。

运动频次： 每天起床后做 1 套

运动时长： 约 5 分钟

运动小贴士： 剖宫产新妈妈在腹部创口愈合前不宜做此运动，过度绷紧腹部肌肉，易导致腹部创口裂开。

运动全程

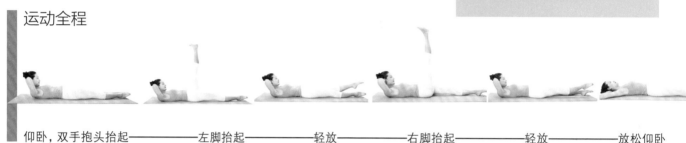

仰卧，双手抱头抬起————左脚抬起————轻放————右脚抬起————轻放————放松仰卧

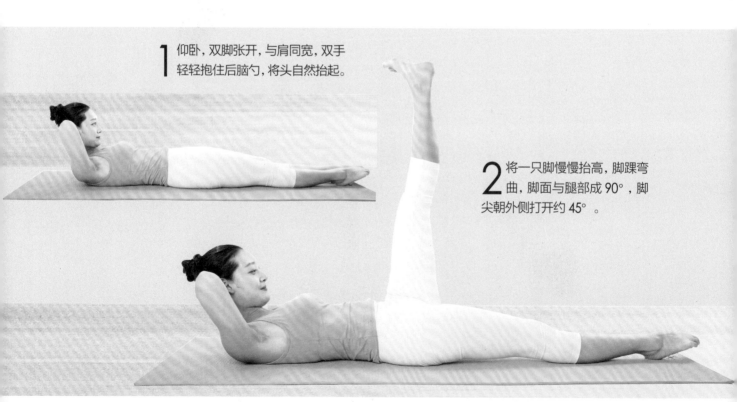

1 仰卧，双脚张开，与肩同宽，双手轻轻抱住后脑勺，将头自然抬起。

2 将一只脚慢慢抬高，脚踝弯曲，脚面与腿部成 90°，脚尖朝外侧打开约 45°。

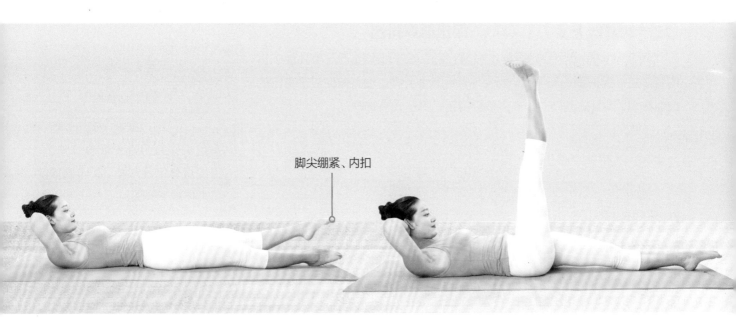

脚尖绷紧、内扣

3 将抬高的那只脚慢慢放下，脚后跟与地面保持 10 厘米的距离，保持 10 秒。

4 另一只脚慢慢抬起，保持 10 秒。

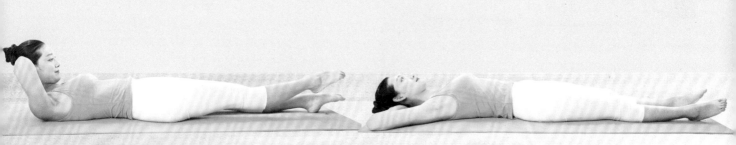

5 再缓慢放下，脚后跟也与地面保持 10 厘米的距离，保持 10 秒。

6 将抬起的头放落地面，脚后跟慢慢回落地面，结束动作。

空中蹬自行车，促进恶露排出

产后新妈妈虽然会自行排出恶露，但是有时恶露排不干净会使子宫内有淤血。此时新妈妈可以进行空中蹬自行车运动，能有效促进子宫内的瘀血排出，而且此动作对于子宫移位的新妈妈也大有裨益。

运动频次： 每天 1 次

运动时长： 约 10 分钟

运动小贴士： 蹬完 1 圈后，新妈妈可以以平躺的姿势休息，直到身体彻底放松，呼吸恢复正常再蹬下一圈。

运动全程

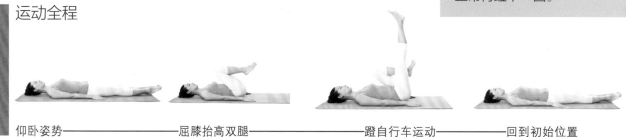

仰卧姿势————————屈膝抬高双腿————————蹬自行车运动————————回到初始位置

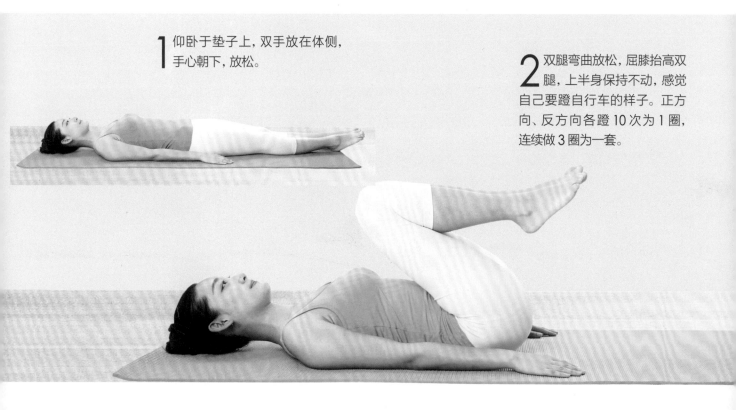

1 仰卧于垫子上，双手放在体侧，手心朝下，放松。

2 双腿弯曲放松，屈膝抬高双腿，上半身保持不动，感觉自己要蹬自行车的样子。正方向、反方向各蹬 10 次为 1 圈，连续做 3 圈为一套。

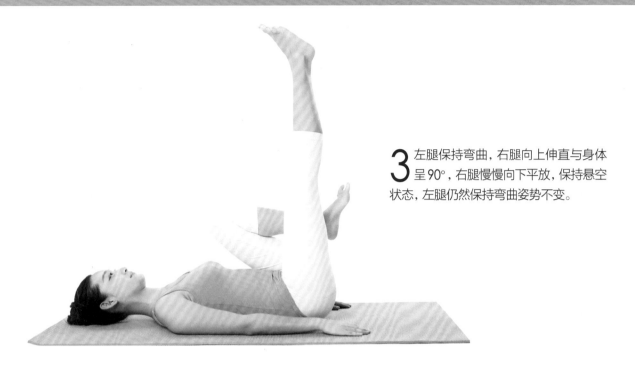

3 左腿保持弯曲，右腿向上伸直与身体呈90°，右腿慢慢向下平放，保持悬空状态，左腿仍然保持弯曲姿势不变。

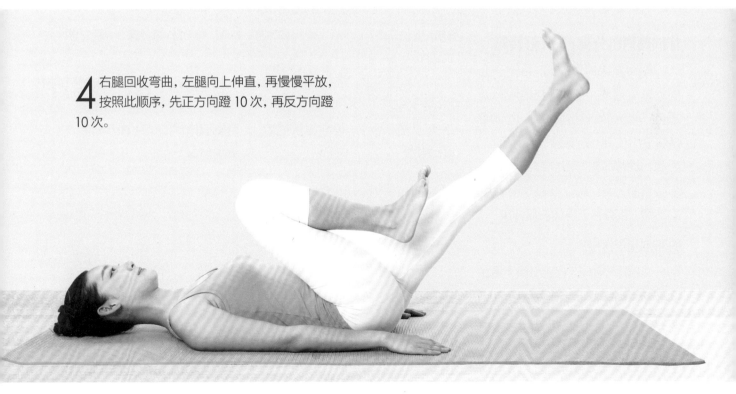

4 右腿回收弯曲，左腿向上伸直，再慢慢平放，按照此顺序，先正方向蹬 10 次，再反方向蹬 10 次。

第4周

产后第4周马上开始了，很多新妈妈已经迫不及待地想做些运动，但是运动一定要视自己的恢复情况而定，同时也要避免月子误区。

产后恢复健康瘦

产后第4周，新妈妈腹部明显收缩了很多，会阴侧切和剖宫产的伤口也好了很多，不再出现伤口疼痛了。现在是新妈妈体质恢复的关键期，可以适量进补，注意养好肠胃。同时也可以做些简单的健身操，这些都有利于身体恢复到孕前状态。

你的腹直肌分离，有所好转吗

很多新妈妈发现，产后肚子上的肉越来越多。不要单纯地认为只是自己摄入营养物质过剩，也可能是腹直肌松弛、分离的原因引起的。因此，新妈妈在产后应有计划地锻炼腹直肌，不仅可以恢复孕前平坦的小腹，还有利于身体恢复健康。

腹直肌分离自查

如果新妈妈腹直肌分离严重，就需要及时就医。那么就来跟着一起自测一下腹直肌分离的情况吧。

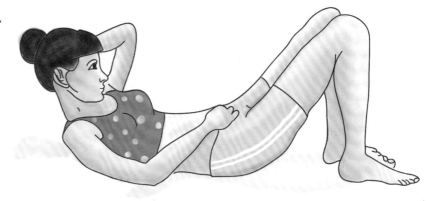

正常： 容纳二指以内（含二指）　**需改善：** 容纳二到三指　**需就医：** 容纳三指以上

✤ 仰卧，两腿弯曲，露出腹部，左手在头后支撑。

✤ 右手食指和中指，垂直放在腹部，身体放松。

✤ 上身抬起，感觉到两侧腹肌向中间挤压，手找到紧张的肌肉，测量两侧肌肉间的距离来判断腹直肌分离的程度。

腹直肌分离的危害

● **腰酸痛。** 腹直肌分离会使腹部松弛，支撑力降低，腹部力量下降，对腰部的承托力减小，脊柱承受的压力变大，引起腰部酸痛。

● **漏尿。** 腹直肌支撑力不足，会使腹内器官下垂，压迫膀胱，易造成漏尿。

● **便秘。** 腹压不足，不能很好地促进大肠的蠕动，从而造成便秘。

● **内脏下垂。** 腹直肌分离情况严重可能使内部脏器下移，如胃下垂，出现恶心、呕吐、消化不良等症状。

自我纠正腹直肌分离

矫正腹直肌分离的训练方法应以激活深层肌肉腹横肌为主，否则会牵扯腹直肌，加剧分离程度。需要注意的是，如果产后2年内腹直肌还没有恢复的妈妈以及腹直肌分离严重的新妈妈，一定不要拖延，应尽早去医院进行治疗。

三种姿势改善腹直肌分离

站姿收腹

背靠墙面站立，保持中立位，后脑勺、背部、臀部贴在墙面上，脚后跟距离墙面大概30厘米。吸气时，做准备动作；呼气时，腰椎去贴墙面，吸气还原。每组10~15次，重复2~4组。

跪姿收腹

手掌、膝盖着地，呈跪姿，髋关节和膝关节垂直，肩关节和腕关节垂直，脊椎在中立位（胸椎自然后屈，腰椎自然前屈）。吸气时，小腹自然放松；呼气时，用力将小腹向内收回。每组重复10~15次，做2~4组。

跪姿伸腿

手掌、膝盖着地，呈跪姿，髋关节和膝关节垂直，肩关节和腕关节垂直，脊椎在中立位。呼气时右腿慢慢向后伸出；吸气时不动，呼气时慢慢把腿收回，完成这个动作4~6次，换另一侧练习。每条腿伸出4~6次，重复2~4组。

不宜做卷腹运动

产后进行腹直肌恢复的时候，不宜做会使腹部弯曲和扭转的负重练习，如卷腹运动、仰卧起坐，因为这类运动会加重腹直肌分离情况。

正确呼吸帮助腹直肌收缩

● 此运动以膈肌运动为主，配合腹部运动。主要是锻炼腹横肌，以促进腹部内部收缩。

● 取仰卧或舒适的坐姿，松开腰带，全身放松，将右手放在腹部肚脐处，左手放在胸部。

● 呼气时，向内收缩腹部，最大限度地把肚脐吸引向脊柱，略停5~10秒。

● 吸气时，向外扩张腹部，此为一个循环。注意，整个过程中要尽量保持胸腔不动。循环往复，保持呼吸节奏一致。一般每次5~10分钟，每日3次。

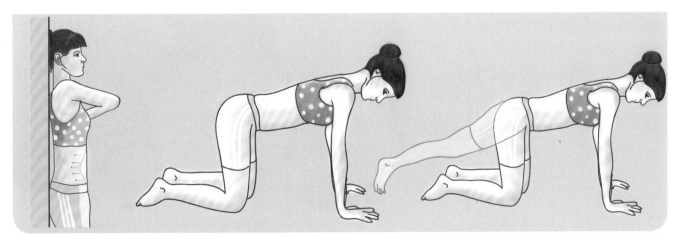

站姿收腹注意事项： 主动靠近墙壁，腹部尽可能向内收。

跪姿收腹注意事项： 整个过程不要改变脊椎的中立位。

跪姿伸腿注意事项： 整个过程身体不要偏离中心线。

产后便秘，如何调理

新妈妈产后饮食正常，但大便几日不解或排便时干燥疼痛，难以解出者，称为产后便秘。这是最常见的产后疾病之一，严重影响新妈妈的身体健康，而且，还会影响乳汁质量。新妈妈要引起重视。

治疗便秘有方法

产后大便困难时，新妈妈可以用 1 支开塞露，插入肛门，将药物挤入直肠，10~20 分钟即可排便。如新妈妈便秘或痔疮严重，可在医生的指导下服用缓泻药。

经常便秘的新妈妈可练练提肛操，只要做法正确并且长期坚持，便秘治疗的成功率可达 70% 左右。

新妈妈最好在每天早饭前后排便，因为这符合人体的生理规律。早上起床后的站立、走动可促进结肠运动；吃饭后由于食物的刺激可加速胃肠蠕动，产生排便反射。新妈妈只要坚持定时排便一段时间，即可逐渐建立起排便的条件反射，形成习惯后就能定时、顺利、快速地排出大便了。

如何预防产后便秘

产后便秘是一种常见现象，为了预防便秘，除了养成良好的生活习惯外，还要注意以下事项。

宜做
✦ 产后前两天应勤翻身，吃饭时应坐起来。
✦ 饮食上要多喝汤，多饮水。
✦ 适当吃一些杂粮，在吃肉、蛋食物的同时，还要吃一些富含膳食纤维的蔬菜和水果。
✦ 保持心情愉悦，避免不良的精神刺激。
✦ 不要在排便时看书、看报，保持定时排便的习惯。

不宜做
✦ 不要久卧不动。产后女性不要长时间卧床，而应该适当地增加活动量，产后应勤翻身，如果条件允许可多做些产后运动。
✦ 不宜挑食。多吃些膳食纤维含量丰富的蔬果。
✦ 不宜服用药效过强的药物，以免损伤正气。可以在医生的指导下，服用柔和缓泻的中药及中成药。

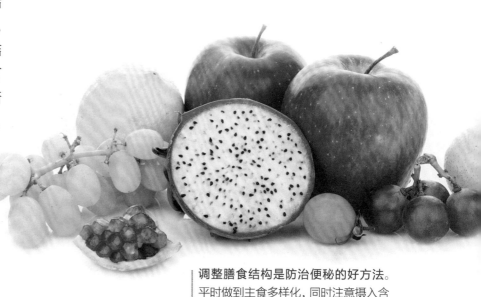

调整膳食结构是防治便秘的好方法。平时做到主食多样化，同时注意摄入含膳食纤维多的新鲜蔬菜和水果。

月子里的错误经验，你中招了吗

传统坐月子认为"产后不可以下床，若下床活动，日后多患全身筋骨疼痛""产后吃青菜，老来胃疼、胃寒"等，这些所谓的"经验之谈"让新妈妈在月子里充满了迷惑。下面列举几个常见的错误经验，谨防新妈妈中招。

必须捂月子

婆婆和妈妈时代的人认为坐月子就需要捂，这是片面的。要知道，不管是哪个季节，你和宝宝都需要新鲜的空气，否则，容易感冒、患肺炎。通风可谓是一种简单、方便、有效的空气消毒方法。但是，需要注意的是，别吹对流风。

早喝、多喝浓汤

营养丰富的汤，如鲫鱼汤、猪蹄汤、排骨汤等，可以补充营养，促进身体早些康复，还能促进乳汁分泌，使宝宝得到充足的母乳。但是，也不宜在产后立即喝大量的汤催乳，因为这会导致乳房胀痛，反而影响哺乳。

另外，不宜天天喝浓汤。一般在产后 1 周后喝汤较好，比较适宜的汤是富含蛋白质、维生素、钙、磷、铁、锌等营养素的汤，如瘦肉汤、蔬菜汤、鲜鱼汤等，而且要保证汤和菜、肉一块吃。

月子里需要多喝红糖水吗

习惯上认为红糖水在产后喝比较补养身体，比如可以帮你补血和补充碳水化合物，还能促进恶露排出和子宫复位等，但并不是喝得越多越好。

因为过多饮用红糖水，会损坏你的牙齿，夏天会导致出汗过多，使身体更加虚弱。喝得太多还会增加恶露中的血量，从而引起贫血。产后喝红糖水的时间，以 7~10 天为宜。

现在食物种类多样化，红糖已经不是新妈妈坐月子期间不可替代的饮食了。新妈妈不必局限于某一种补血用品，平时吃一些红枣、南瓜、葡萄和木耳等，都有一定的补血功效。

补血推荐食材

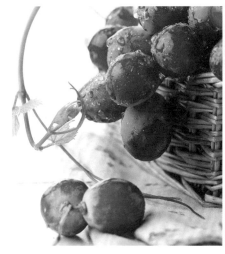

葡萄是补血佳品，每周可食用两三次。

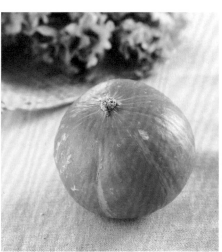

南瓜能平肝和胃、和血养血。蒸食或煮粥都可以。

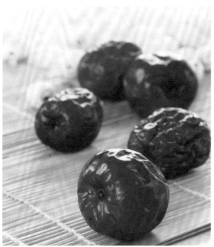

红枣补血又补虚。煲汤时放上两三颗即可。

专家说 私处护理

生完宝宝后，无论顺产还是剖宫产，新妈妈的身体都有很大的变化。产后的私处一般会分泌出血性物质，很多新妈妈会出现外阴瘙痒的症状，顺产的妈妈还会有阴道撕裂、伤口疼痛的情况。如果护理不好很容易患上妇科疾病，甚至会影响到以后夫妻间的性生活。

保持外阴的清洁

平时注意清洁外阴，可维护生殖道的健康。新妈妈们在清洁外阴时应注意以下事项：

首先，坚持每天晚上清洗外阴，清洗的顺序是先洗外阴再洗肛门，清洗用具要专人专用，使用后应晒干或在通风处晾干。其次，大便后养成用手纸由前向后揩拭干净，并用温水清洗或冲洗肛门的习惯。最后，勤换内裤，产后不宜过早同房。

防治外阴发炎的方法

女性的外阴部在生理上比较特殊，再加上产后分泌恶露，卫生巾与外阴摩擦，易使局部皮肤发红、发热、肿胀，加之产后抵抗力下降，常因局部皮肤损伤和产后调养失宜，引起细菌感染而发炎。

防治办法有：产后经常保持外阴皮肤清洁，大小便后用纸擦净，应由前向后擦，大便后最好用温水冲洗外阴。恶露未净应勤换卫生巾、勤换内裤，内裤要选择舒适透气的纯棉制品。患外阴炎后应忌吃刺激性食物，宜吃清淡食物。

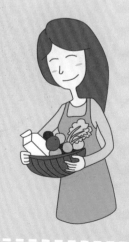

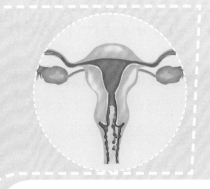

重视血性恶露不尽

正常恶露有血腥味，但无臭味，新妈妈要重视对恶露的观察，注意出血量、颜色及气味的变化。如果血性恶露持续2周以上、量多或为脓性、有臭味，或者伴有大量出血等症状，应立即就医，以免发生危险。恶露多的新妈妈还要注意私处卫生，每天用温开水清洗外阴部。同时，可以采取按摩腹部、下床活动、饮食调节等方法促进恶露排出。

积极预防产褥感染

产褥感染后通常会感觉到下腹疼痛，白带增多，且多为脓性，有臭味，同时体温升高，可达38℃以上。如果不及时治疗，甚至会引起弥漫性腹膜炎、败血症、毒血症等。

- 为防止产褥感染，坐月子期间要注意饮食营养，增强抵抗力。
- 尽早下床活动，及时小便，以避免膀胱内尿液潴留，影响子宫的收缩及恶露的排出。
- 注意产后会阴部的清洁卫生，使用正规厂家生产的卫生纸和会阴垫。

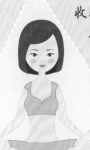

收肛提气运动促进阴道紧实。此法能很好地锻炼盆底肌肉，每天早晚在空气清新的地方，深吸气后闭气，同时不断提气收缩肛门，如此反复60次以上。

"中断排尿"改善阴道松弛

进行"中断排尿"训练的方法是指小便时进行排尿中断锻炼，排尿一半时控制不排让尿液中断，稍停后再继续排尿，如此反复。经过一段时间的锻炼后，阴道周围肌肉张力会有所提高。

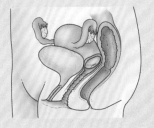

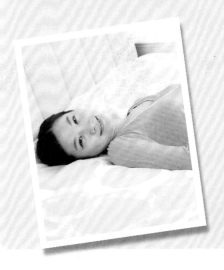

产后调养不发胖

产后第 4 周调养方案

产后第 4 周是新妈妈体质恢复的关键期，新妈妈身体各个器官逐渐恢复到产前的状态，此时可以进补了，但注意进补的量要循序渐进。

可增加蔬菜的食用量

新妈妈不要忽视膳食纤维和维生素的补充，多吃蔬菜能有效防止便秘的发生。蔬菜中的膳食纤维和维生素不仅可以帮助新妈妈防止产后便秘的发生，还能吸收肠道中的有害物质，促进毒素排出。

长时间喝肉汤不可取

一般来说，新妈妈每天吃一两个鸡蛋，配合适当的瘦肉、鱼肉、蔬菜、水果也就够了。奶水充足的新妈妈不必额外喝大量，奶水不足的可以喝一些肉汤，但应去除过多的油脂。如果新妈妈长时间摄入脂肪过多，不仅体形不好恢复，而且可能会导致宝宝腹泻。这是因为奶水中也会含有大量脂肪颗粒，宝宝吃后难以吸收。

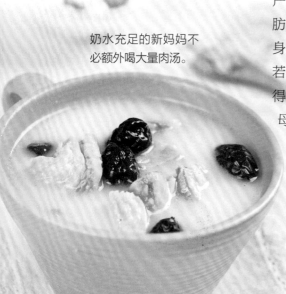

奶水充足的新妈妈不必额外喝大量肉汤。

摄入脂肪要适量

怀孕期间，孕妈妈为了准备生产及产后哺乳而储存了不少的脂肪，再经过产后 3 周的滋补，又给身体增加了不少负荷。此时新妈妈若吃过多含油脂的食物，乳汁会变得浓稠，而对于吃母乳的宝宝来说，母乳中的脂肪热量比例已经较高，再过多地摄入脂肪，宝宝的消化系统会承受不了，容易引发胃肠道反应。另外，新妈妈摄入过多脂肪增加了患糖尿病、心血管疾病的风险，乳腺也容易阻塞，易患乳腺疾病。脂肪摄入过多对产后瘦身也非常不利。

红薯不宜单吃

红薯含营养素丰富，它所含的蛋白质和维生素 C、维生素 B_1、维生素 B_2 比苹果高得多，钙、磷、镁、钾含量也很高，尤其是钾的含量，可以说在蔬菜类里排第一位。红薯还含有大量的优质膳食纤维，有预防便秘等作用。但红薯不宜作主食单一食用，要以大米、馒头为主，辅以红薯。这样既调剂了口味，又不至于对胃肠产生副作用。若单一食用红薯时，可以吃些小拌菜。这样可以减少胃酸，减轻和消除胃肠的不适感。另外红薯可在胃中产酸，所以胃口不佳及胃酸过多的新妈妈不宜食用。

本周宜吃的 10 种食材

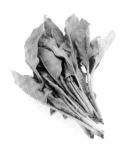

菠菜：菠菜可润肠补血，帮助新妈妈调理肠胃，预防便秘。

鸡肉：鸡肉高蛋白、低脂肪，含有多种维生素、钙、磷、锌、铁、镁等营养成分，是优质的滋补品，被人们尊称为"羽族之首，食中上品"。

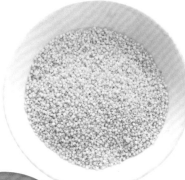

小米：小米被称为"保健米"，含多种人体所需的营养素和矿物质，是产后新妈妈必备的滋补食材。

黄花鱼：黄花鱼富含蛋白质、磷、碘，对产后贫血、失眠、食欲不振有食疗作用。

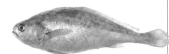

补血食材

滋补食材

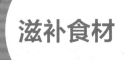

红豆：红豆能调气养血、利水除湿、健脾养胃、清热解毒，乳房胀痛、乳汁不下的哺乳妈妈多吃红豆还能通乳。

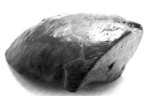

海参：海参是营养价值很高的滋补品，高蛋白、低脂肪、低胆固醇，能增强免疫力。

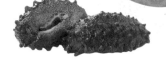

猪肝：猪肝可补肝养血、明目，还能抗氧化，防衰老，帮助新妈妈改善肤色。

牛肉：牛肉含有丰富的蛋白质和氨基酸，能补脾胃、益气血、强筋骨，是冬季坐月子时的滋补佳品。

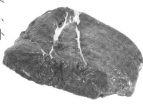

薏米：薏米具有清热利湿、益肺排脓、健脾胃、强筋骨等作用。

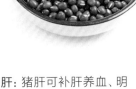

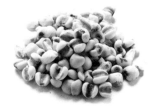

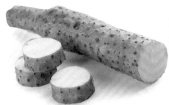

山药：山药有益气补脾、温补肾阳之效，是一款非常好的滋补食材。

吃不胖的营养餐

哺乳妈妈

　　三餐进补是很有必要的。家人可为新妈妈做一些营养高、促进乳汁分泌的食物，如黄鱼豆腐煲、豌豆猪肝汤等，新妈妈每餐要吃饱。

　　下面介绍几种本周适合哺乳妈妈吃的营养餐。

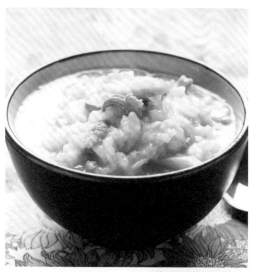

牛蒡粥

原料： 牛蒡、猪瘦肉各 30 克，大米 100 克，盐适量。

做法： ①牛蒡去皮，洗净切片；猪瘦肉洗净，切条；大米洗净，浸泡。②锅置火上，放入大米和适量清水，大火烧沸后改小火，放入牛蒡片和猪瘦肉条，小火熬煮 40 分钟，待粥黏稠时，加盐即可。

功效： *牛蒡能清热解毒，适合新妈妈作为晚餐食用。*

营养不长胖套餐
牛蒡粥 1 碗 + 香葱鸡蛋饼 1 块 + 橙汁 1 杯

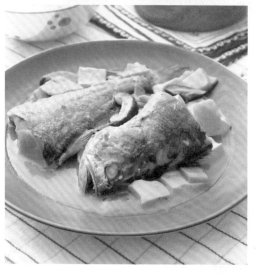

黄鱼豆腐煲

原料： 黄花鱼 1 条，春笋 20 克，豆腐 1 块，香菇丝、高汤、酱油、盐、白糖、香油、淀粉各适量。

做法： ①将黄花鱼处理干净，切段，备用。②豆腐切小块；春笋切片。③黄花鱼段放入油锅中，煎至两面金黄时，加酱油、白糖、香菇丝、春笋片、高汤，烧沸后放入豆腐块、盐，小火炖至熟透，用淀粉勾芡，淋入香油即可。

功效： *鱼肉和豆腐都含有优质蛋白，能帮助新妈妈分泌乳汁，补益身体。*

营养不长胖套餐
黄鱼豆腐煲 1 份 + 白菜肉片 1 份 + 米饭 1 碗

豌豆猪肝汤

原料：豌豆 150 克，猪肝 100 克，姜片、盐各适量。

做法：①将猪肝洗净，切成片；豌豆在凉水中浸泡。②锅中加水烧沸后放入猪肝片、豌豆、姜片，一起煮 30 分钟。③待熟后，加盐调味即可。

功效：豌豆可增加奶量，清肠通便，猪肝能够补血明目。

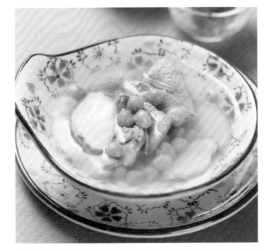

牛奶馒头

原料：面粉 400 克，牛奶 250 毫升，白糖、酵母粉各适量。

做法：①面粉放入盆中，加牛奶、白糖、酵母粉搅拌成絮状，和成面团，面团揉光滑，放置温暖处发酵。②发好的面团揉至光滑，搓成圆柱，等份切成小块，放入蒸笼里，盖上盖儿，再次饧发 20 分钟。③凉水上锅蒸 15 分钟即可。

功效：牛奶馒头含钙丰富，新妈妈可以经常食用。

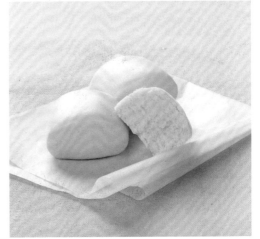

什锦西蓝花

原料：西蓝花 150 克，菜花 200 克，胡萝卜 100 克，白糖、醋、香油、盐各适量。

做法：①西蓝花、菜花洗净，掰成小朵；胡萝卜洗净，去皮，切片。②全部蔬菜放入开水中焯熟，盛盘，凉凉。③加白糖、醋、香油、盐，搅拌均匀即可。

功效：西蓝花中维生素 C 含量十分丰富，且容易消化吸收。

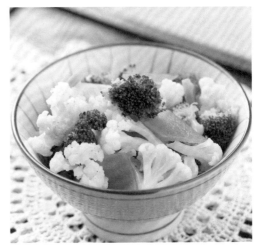

非哺乳妈妈的肠胃恢复得差不多了，但也应注意保养，每餐最好按照一定的顺序进食：汤→蔬菜→饭→肉，饭后 30 分钟再进食水果。月子中的饮食，要经常变换花样。

每餐的饮食尽量有主食，如米饭、粥、馒头、面条等要安排好，不要总连着吃一种主食。此外，肉、蛋、蔬菜、水果也要搭配合理才能有利于身体早日恢复。

下面介绍几种本周适合非哺乳妈妈吃的营养餐。

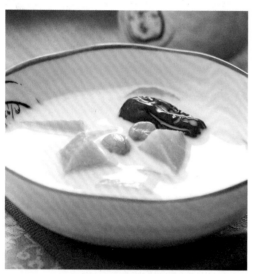

红薯花生汤

原料：红薯 1 个，牛奶 250 毫升，花生、红枣各适量。

做法：①将花生、红枣洗净，浸泡 30 分钟；红薯洗净去皮，切块。②锅中放入花生、红薯块、红枣，加水至没过食材 2 厘米。③小火烧至红薯变软，关火。④盛出煮好的汤，倒入牛奶即可。

功效：红薯可促进排毒，花生含维生素 E、锌和硒，能增强记忆力。

营养不长胖套餐
红薯花生汤 1 碗 + 菠菜瘦肉粥 1 碗 + 豆沙包 1 个

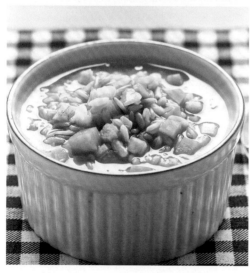

牛蒡燕麦粥

原料：牛蒡、胡萝卜各 30 克，燕麦米 80 克，芹菜、盐、香油各适量。

做法：①牛蒡、胡萝卜分别去皮洗净，切丁；芹菜洗净，切末；燕麦米洗净。②锅置火上，放入燕麦和水，大火烧沸；放入牛蒡丁和胡萝卜丁，再次烧沸后改小火，煮成粥。③粥熟后，放入芹菜末稍煮，加盐调味，淋上香油即可。

功效：牛蒡和燕麦米富含膳食纤维，促进肠道蠕动，有助于清肠通便。

营养不长胖套餐
牛蒡燕麦粥 1 碗 + 土豆烧牛肉 1 份 + 葡萄汁 1 杯

罐焖牛肉

原料： 牛肉 500 克，芹菜 100 克，胡萝卜 100 克，宽粉 50 克，葱末、姜片、老抽、盐各适量。

做法： ①牛肉洗净，切块，汆烫；芹菜洗净，切段；胡萝卜洗净，切片。②油锅烧热，放牛肉块、葱末、姜片翻炒；加老抽、水烧开。③转入砂锅，小火炖至肉烂；放入芹菜段、胡萝卜片、宽粉、盐煮熟。

功效： 此菜口味咸香，能满足新妈妈挑剔的口味，帮助增强体力。

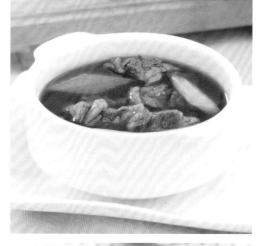

桂花紫山药

原料： 山药 50 克，紫甘蓝 40 克，糖桂花适量。

做法： ①山药洗净，上蒸锅蒸熟，凉凉后去皮，切条；紫甘蓝洗净，切碎，加适量水用榨汁机榨成汁。②将山药在紫甘蓝汁里浸泡至上色均匀后摆盘，浇上糖桂花即可。

功效： 山药与紫甘蓝同食，适合新妈妈补益之用。

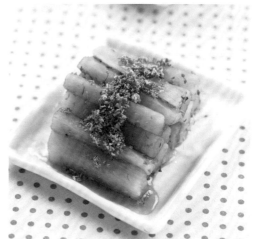

芦笋炒虾仁

原料： 虾仁 200 克，芦笋、木耳各 50 克，姜丝、蒜片、水淀粉、盐各适量。

做法： ①将木耳泡发，洗净；虾仁用盐抓匀，腌 10 分钟。②芦笋去皮，切段，和虾仁一起放入开水中汆一下。③油锅烧热，放入姜丝、蒜片爆香，倒入芦笋段、木耳、虾仁翻炒，出锅前淋少许水淀粉即可。

功效： 此菜肴色彩明亮，清脆爽口，让新妈妈食欲大开。

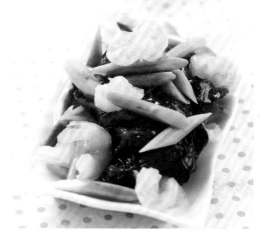

产后运动不伤身

产后颈椎易受凉，如何防治颈椎病

颈部是新妈妈容易忽略的部位，而且很容易跟着背部变壮变胖。颈部其实很难堆积脂肪，但一旦堆积了脂肪也很难减下去。新妈妈及早关注颈部，不仅能减少颈部脂肪堆积，让脖颈变得又瘦又挺，还能预防颈部疼痛和颈椎病。

运动全程

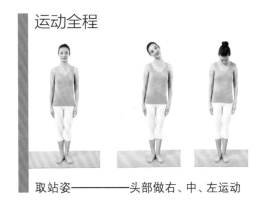

取站姿————头部做右、中、左运动

运动频次：每天做 1 次

运动时长：约 10 分钟

运动小贴士：感觉头晕目眩时，一定要减慢速度，或者休息一下再继续进行。

1 站立或坐下都可以，或者坐在一张直背椅子上，两肩平直不动，保持这个姿势。伴随着吸气，先把头部转向右边，呼气时再缓缓转向左边，再次吸气时，头回到正中。

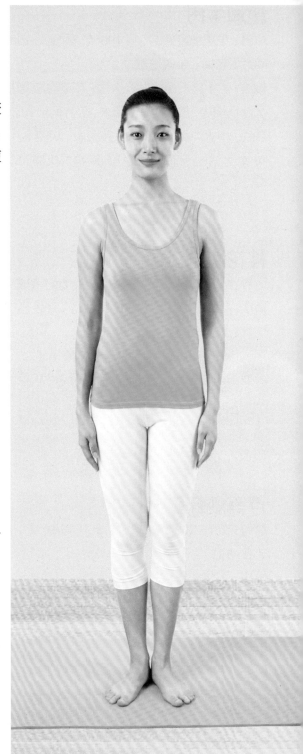

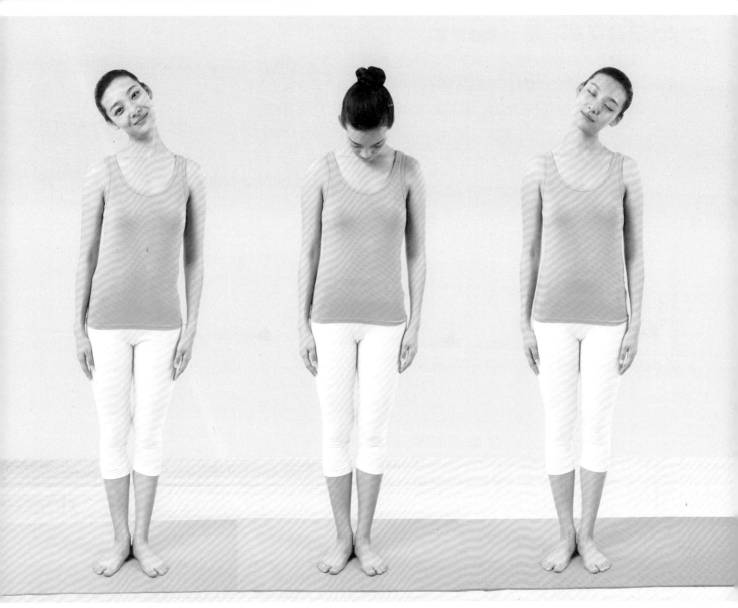

2 两眼直视前方，呼气时，将头部向右方倾斜，右耳尽量向肩部靠拢。吸气时，头回到正中。然后呼气时，头向左方倾斜。

3 轻柔地把头向后仰或向前低头，然后头部做缓慢、轻柔的圆圈旋转运动，以不使颈部过于用力为度，肩膀尽量保持松弛状态。

4 如果闭着眼睛做，还可以缓解眼部疲劳，滋养眼部神经。闭着眼睛做时，一定要做得缓慢一些，以免引起头晕。

瑜伽球体操，**矫正骨盆**

产后骨盆和脊椎是最重要的两个部位，但也是不好锻炼的部位，只有活动好这两个部位，才能让新妈妈恢复好，并且轻松瘦身。仰卧夹球正好可以锻炼这两个部位，使骨盆收缩，帮助子宫和骨盆复原，还有提臀的作用。

运动频次： 每天做1次

运动时长： 约15分钟

运动小贴士： 此动作不要在软床上做，最好在地板上铺瑜伽垫做。

运动全程

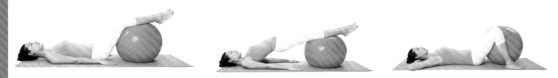

仰卧，小腿放瑜伽球上————臀部向上抬起————双手放脑后，双腿夹紧瑜伽球

1 仰卧于垫子上，将双手置于身体两侧，手掌向下。将瑜伽球放置在小腿下方，吸气，做好准备。

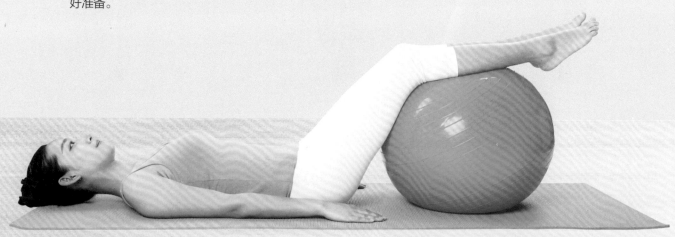

2 呼气，缓慢将臀部向上抬起，双腿有力地向下压球；吸气，保持 5 秒。呼气时，将臀部缓慢放下，放松。

此动作要缓慢进行，臀部抬起的高度视自己的恢复情况而定

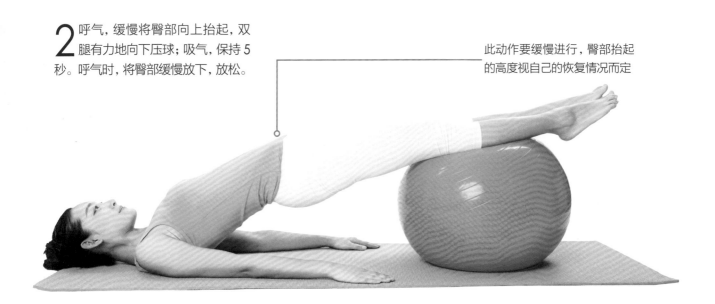

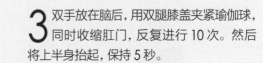

3 双手放在脑后，用双腿膝盖夹紧瑜伽球，同时收缩肛门，反复进行 10 次。然后将上半身抬起，保持 5 秒。

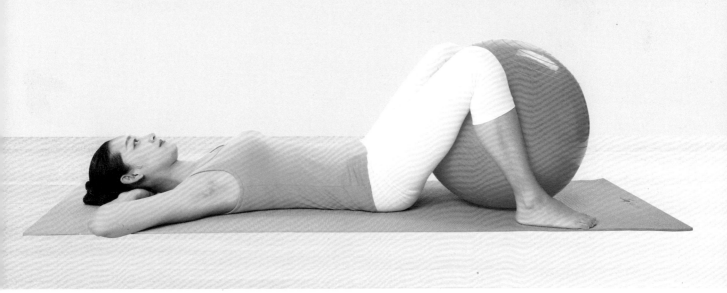

虎式瑜伽，**防止产后子宫移位**

这套运动非常适合产后新妈妈练习，不仅能够防止产后子宫移位，还能锻炼新妈妈的骨盆，促进骨盆的恢复，塑造臀部曲线，让新妈妈轻松拥有小翘臀。

运动频次：每天做 1 次

运动时长：约 10 分钟

运动小贴士：做此动作时，动作幅度要根据自身身体恢复状况而定。

运动全程

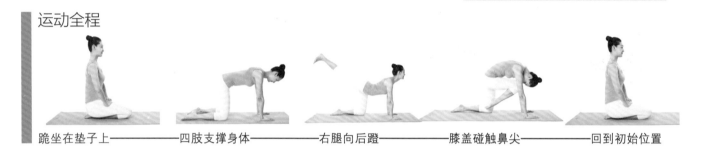

跪坐在垫子上————四肢支撑身体————右腿向后蹬————膝盖碰触鼻尖————回到初始位置

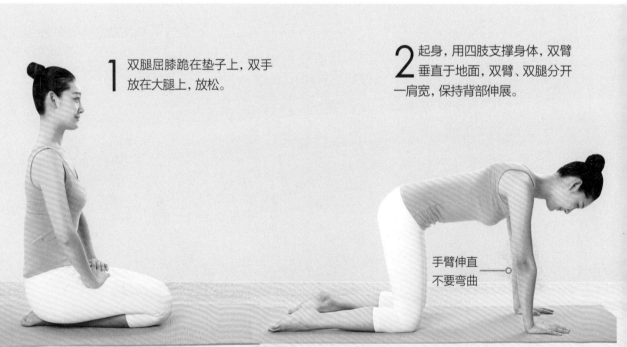

1 双腿屈膝跪在垫子上，双手放在大腿上，放松。

2 起身，用四肢支撑身体，双臂垂直于地面，双臂、双腿分开一肩宽，保持背部伸展。

手臂伸直不要弯曲

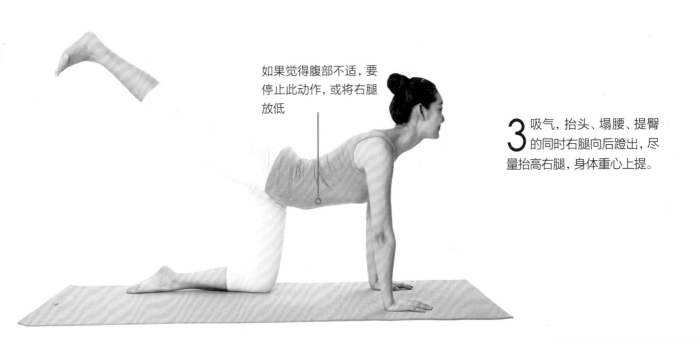

如果觉得腹部不适，要停止此动作，或将右腿放低

3 吸气，抬头、塌腰、提臀的同时右腿向后蹬出，尽量抬高右腿，身体重心上提。

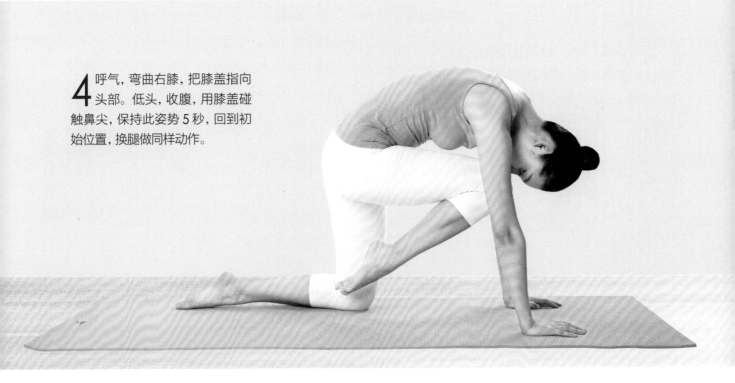

4 呼气，弯曲右膝，把膝盖指向头部。低头、收腹，用膝盖碰触鼻尖，保持此姿势5秒，回到初始位置，换腿做同样动作。

第5周

有些新妈妈认为月子只有 30 天，其实这是不科学的，月子要坐满 42 天，切不可因心急而缩短坐月子时间。

产后恢复健康瘦

产后第 5 周，很多新妈妈会感觉身体恢复到以前的状态了，但是不要着急回到孕前的生活模式，要循序渐进。遵循高营养、低脂肪的饮食模式，适当做些体操和瑜伽。

感冒了，怎么办

宝宝越长越大，新妈妈要操心的事情也越来越多，因此容易忽视对自身的健康护理。生病的新妈妈不要一味拒绝药物，只有科学用药，精心调理，身体才会很快康复。

轻度感冒无须用药

新妈妈患有轻度感冒，即仅有打喷嚏、流涕及轻度咳嗽等症状时，无须用药，可以在戴口罩的情况下继续哺乳。刚出生的宝宝自身带有一定的免疫力，不用担心将感冒传染给他。新妈妈可以多喝开水，饮食以清淡易消化为主，建议吃藕粉、牛奶、稀饭、米汤、新鲜蔬菜和水果。家人还可以试着给新妈妈做葱白粥进行食疗。

病毒性感冒、细菌性感冒应对不同

哺乳新妈妈患病毒性感冒时，可服用一些中成药，如感冒清热冲剂、双黄连口服液等。如果是细菌性感冒，则可口服青霉素类或头孢类抗生素，这些药物一般比较安全。不过，月子期间，对待感冒还是应以预防为主。吃感冒药需谨慎，严格遵医嘱。

哺乳期不宜吃的药

下列药物对新生宝宝、母乳喂养的宝宝影响较大，哺乳的新妈妈不宜服用。

- 抗生素，如氯霉素、庆大霉素、甲硝唑等。
- 镇静催眠药，如苯巴比妥、安定、氯丙嗪等。
- 镇痛药，如吗啡、可待因、美沙酮等。
- 抗甲状腺药，如碘剂、甲巯咪唑、硫氧嘧啶等。
- 抗肿瘤药，如氟尿嘧啶等。
- 其他药，如阿苯达唑、异烟肼、阿司匹林、麦角、水杨酸钠、泻药、利舍平、溴隐亭等。
- 新妈妈必须服用时，一定要在医生的指导下进行，并应暂停哺乳，停药后确定药物代谢完全后才可以继续哺乳。

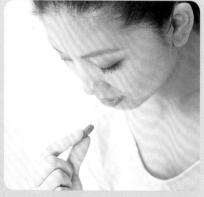

新妈妈服药后尽可能推迟下次哺乳时间，以便降低母乳中的药物浓度。

预防皮肤瘙痒，坐舒服月子

产后皮肤瘙痒多数发生在初产妇身上，往往肚皮先痒，尤其是妊娠纹的附近，然后痒的部位会产生一些小小的红疹，逐渐融合成一片，慢慢蔓延到大腿。这些痒疹虽然不是大病，随着身体的恢复也会变好，但痒起来真让人受不了。

想要避免产后皮肤瘙痒，要注意以下几点：

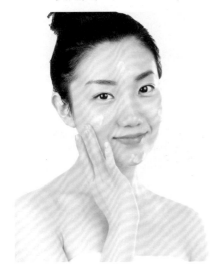
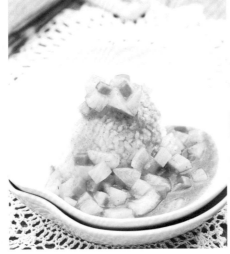
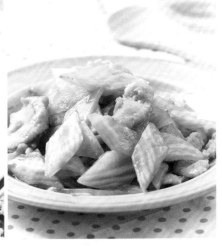

沐浴水温别太高。沐浴时水温在 40~50℃ 就好，沐浴时水温太高，会刺激新妈妈皮肤，带走皮肤上的水分，导致新妈妈皮肤干燥，引起皮肤瘙痒。洗澡后别忘涂润肤乳。

避免食用刺激性食物，远离过敏原。辣椒、咖喱、酒精、牛奶、蛋、海鲜等食物，会刺激新妈妈皮肤，引起皮肤问题，造成或加重皮肤瘙痒。

补充营养、水分。可适当食用鱼汤、红豆汤、大豆、瘦肉等富含蛋白质、矿物质的食物，有助于补充皮肤营养，维持皮肤水油平衡。

皮肤瘙痒的原因你知道吗

新妈妈抵抗力差，情绪不稳定。产后新妈妈身体虚弱，加上照顾宝宝的情绪压力会令新妈妈的体质改变，抵抗力变差，引起皮肤问题。在照顾宝宝方面，新妈妈不妨请新爸爸和家人帮忙，自己多注意休息，尽量保持轻松的心情，有助于提升皮肤抵抗力。

冬天房间干燥。皮肤干燥是导致产后皮肤瘙痒的重要原因。冬天天气干燥，新妈妈和宝宝房间的湿度要保持 30%~60%，家人可以在房间里放置加湿器，或者通过多擦地等方式，来保证房间湿度。

剖宫产妈妈药物过敏。药物引起的皮肤瘙痒多在使用药物后 3~7 天发作，新妈妈要及时告知医生，通过专业医疗措施缓解不适。

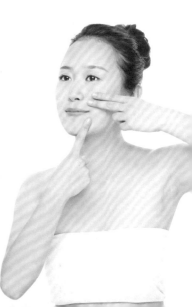

谨防腰酸背痛

产后第 5 周，新妈妈已经包揽了大部分照顾宝宝的工作，但同时，也要注意保护好自己，避免频繁弯腰、长时间抱宝宝、进行过重的家务劳动等，否则很容易导致新妈妈腰酸背痛。

产后腰酸背痛，预防更重要

如果新妈妈不希望出现产后腰酸背痛的情况，一定要积极预防。生活中注意腰部保暖，避免提过重或举过高的物体，日常用品如尿布、纸尿裤、爽身粉等，应放在新妈妈不用弯腰就能拿到的地方。新妈妈可以每天坚持做腰部运动、吃些杜仲，以促进身体恢复，避免腰酸背痛。

产后腰酸背痛巧应对

缓解产后腰酸背痛最好的复原方法就是让腰背肌肉得到适当的休息，如果得不到好的照顾就会恶性循环，一直疼痛下去。因此，新妈妈不要过早久站和久坐，更不要过早劳动和负重。出现腰酸背痛情况的新妈妈尽可能多平躺，可以使脊椎四周支撑身体直立的肌肉减少负担，得到放松。如果长期腰酸背痛无法缓解，可去医院进行推拿、理疗等专业治疗。

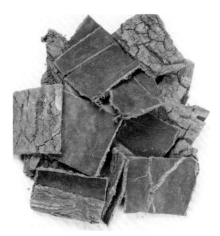

吃些杜仲缓解产后腰酸背痛。吃杜仲有助于促进松弛的盆腔关节韧带恢复，加强腰部和腹部肌肉的力量。

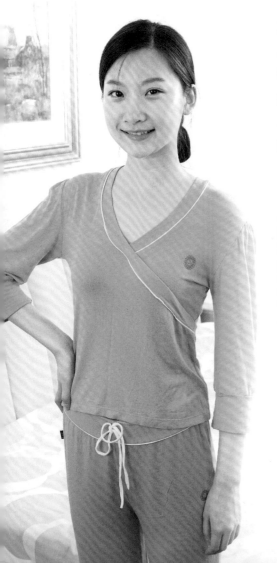

产后腰痛的原因

有不少新妈妈都会出现产后腰酸、腰痛、腰部怕冷等问题，主要原因有以下三点：

● 孕期、分娩中腹部承受压力过大。孕期中日渐增大的肚子和分娩时过度用力，都会使韧带、腰肌因此受损，使产后容易出现腰酸背痛的情况。

● 哺乳使钙流失。宝宝要通过母乳吸收到足够的钙，以保证骨骼发育。对于哺乳新妈妈来说，体内的钙更容易流失，因而导致腰部酸痛无力、腰痛、怕凉。所以，哺乳新妈妈要注意补钙。

● 产后疲劳或活动过少。有些新妈妈产后休息不够，经常久站、久坐，引发腰肌损伤。还有一些新妈妈则总是躺在床上修养，不进行适度的锻炼，致使腰部肌肉松弛、腰腹部脂肪堆积，加重腰部肌肉的压力，也容易造成腰部酸痛。

手腕拇指侧好疼痛，这是"妈妈腕"吗

"妈妈腕"在临床上很常见，医学上又称为手腕狭窄性肌腱滑囊炎，主要症状为手腕拇指侧疼痛。在月子中，新妈妈因为生产，肌肤毛孔大开，骨骼松弛，而哺乳也会使得钙大量流失，造成骨质疏松。这时如果受凉、活动太多或者干重活，很容易让关节受损，引起炎症，比如"妈妈腕"。

如何确定得了"妈妈腕"

"妈妈腕"疼痛的位置是在大拇指近手腕的地方，症状通常是慢慢加重，而不是突然发生的。将大拇指握住，并将手腕弯向小指侧，如果感到疼痛，那是因为发炎的肌腱滑囊受到拉力牵扯而引发的，也就是所谓的"妈妈腕"。当新妈妈感到手腕部发酸、发胀时，一定要注意休息，并两手交替按摩或者热敷。如果症状没有减轻反而加重的话，应及时就医。

不要单手抱宝宝

月子里妈妈抱宝宝的姿势不对，或做家务、长时间玩手机和用电脑等频繁地使用手腕，导致手腕过于疲劳，就容易造成手腕痛。应对此种疼痛，新妈妈在抱宝宝时，尽量不要单手抱，也不要抱得太久，更不要单纯依靠手腕的力量抱宝宝，要将宝宝靠近自己的身体，分散重力。新妈妈应尽量少干或不干重体力活，像一些重复性的家务活，比如炒菜、打扫等，要做一段时间歇一段时间。另外，减少玩手机和电脑的时间，多注意休息。

"妈妈腕"缓解操

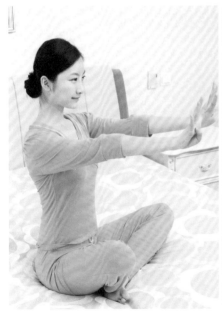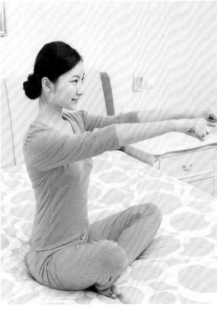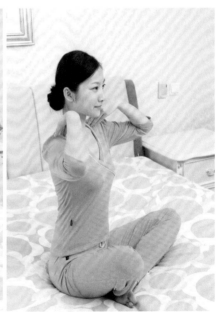

步骤1：从大拇指开始，依次握起，再从小指依次展开。

步骤2：双手展开、握起，再展开、握起，反复进行。

步骤3：屈臂，手指触肩，肘部向外侧翻转10次。返回后，再向相反方向转动10次。

专家说 腰腹部护理

　　拥有"小蛮腰"是所有女性的愿望。产后腰腹部是较容易长肉的部位，小腹松弛、腰酸腰痛都困扰着新妈妈。新妈妈在月子里要学会腰腹部的护理，尝试强健腰腹，让身体再现玲珑曲线。

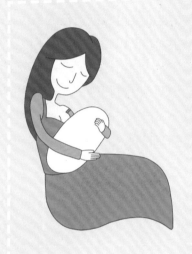

坐月子别累着，小心落下腰痛的毛病

　　分娩后，新妈妈的肌肉都是疲劳的，尤其是背部、腹部和大腿等分娩中用力的部位，如果月子期没有护理好，使腰背部肌肉继续处于紧张、疲劳状态，就容易落下腰痛的毛病。所以月子里，新妈妈别太累着，同时要保持正确姿势，包括行走坐卧及哺乳、抱小孩姿势等，常做伸展腰部、下蹲等动作锻炼腰部肌肉，每天定时做提肛收腹动作锻炼盆底肌肉，还可以做背部理疗或按摩，放松肌肉。加强腹部肌肉的练习，让松弛的腹部尽早复原，缓解腰背部肌肉承担的压力，多做转腰动作进行腰椎的稳定性训练，恢复腰椎正常曲度。

剖宫产妈妈不宜过度锻炼腰腹部

　　剖宫产妈妈不能按照顺产妈妈的运动和瘦身方案来进行锻炼，这是因为手术的刀口恢复起来需要一定的时间，剖宫产妈妈腰腹部比较脆弱，强行用力锻炼，会对身体造成伤害。一般来说，剖宫产妈妈产后24小时可以做翻身、下床走动这些轻微的动作；1~2周后可以做些简单的运动，帮助新妈妈提早恢复体力，增强腹肌和盆底肌肉的功能；等产后4周左右伤口基本愈合了，再进行进一步的腰腹运动。

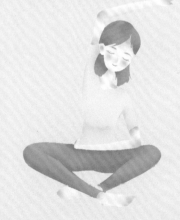

新妈妈如何瘦腰腹

月子期间，新妈妈正处于身体最虚弱状态的恢复期，不建议进行瘦腰腹的锻炼。产后大约 6 周后，可以根据自身的情况来酌情考虑瘦腰腹计划，产后 6 个月可以加大瘦腰腹力度，可适度增加运动。按摩运动，就是一个适合新妈妈的瘦腰腹运动。双手伸直，互相交叠摆在肚脐上，大拇指交叉，掌心对准肚脐，右手在下，稍稍吸气后收小腹，双手顺时针揉 36 圈，可以帮助胃肠蠕动，摩擦时会感觉到手掌和腹部微热。

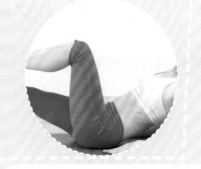

如何有效去除腰腹部妊娠纹

● 适当补充维生素。平时多吃富含维生素 B_6 的牛奶及奶制品，还有富含维生素 C 的食物，如橘子、草莓和绿色蔬菜等。

● 适当按摩。有助于增加皮肤弹性。在洗澡时，轻轻以打圈的方式按摩有肥胖纹或妊娠纹的部位。

● 调养休息。产后无论多忙都要保证每天 8 小时以上的睡眠，调整体内激素的分泌。另外，还要进行适当的体育锻炼。

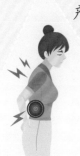

产后腰痛，可能是因为腰肌劳损、骨质增生、腰椎间盘突出等问题；如果是剖宫产，也可能和腰部的麻醉方式有一定的关系。无论哪种情况，一定要结合实际情况对症下药。

注意腰部保暖

新妈妈平时应注意腰部保暖，特别是天气变化时要及时添加衣服，避免受冷风吹袭，受凉会加重疼痛。可以用旧衣物制作一个简单的护腰，最好以棉絮填充，并且在腰带部位缝几排纽扣，以便随时调节松紧。

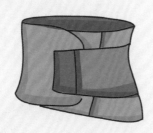

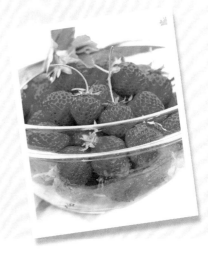

产后调养不发胖

产后第5周调养方案

本周，新妈妈的身体基本复原，进补可以适当减少，但也不能一味节制，要达到膳食平衡。饮食要重质不重量，肉、蛋、奶、蔬菜、水果、坚果、谷类等都要适量摄入，但要适当减少油脂类食物的摄入。

饮食重质不重量

对于摄入热量或营养所需量不了解的新妈妈，就很容易引起"产后肥胖症"。所以，本周新妈妈应多吃脂肪含量少的食物，以控制体重增长过快。

吃脂肪含量少的食物

新妈妈在孕期时，体重已经增长不少。而在产后前几周的进补之下，新妈妈又摄取了很多营养物质，这就很容易引起"产后肥胖症"。所以，现阶段新妈妈应多吃脂肪含量少的食物，以控制体重增长过快。

根据体质调补

本周是新妈妈调整体质的黄金时段，但应根据前4周新妈妈的恢复程度，依据各自的体质设计进补食谱，对症调补。一般来说，新妈妈宜采用温和的调补方法，不宜食用生冷食物，并且注意控制热量的摄入，以免进补过度而造成营养过剩，从而导致脂肪堆积，体重激增。

吃防抑郁食物

随着身体的逐渐恢复，新妈妈不得不考虑照顾宝宝、恢复体形、重回职场等一系列问题，易导致情绪不稳，极易出现委屈、焦虑、抑郁等情况。在自我心理疏导之外，也可以通过饮食调理，舒缓新妈妈的情绪。

食物是影响情绪的一大因素，选对食物的确能提神、安抚情绪、改善忧郁和焦虑。新妈妈不妨多摄取含有丰富B族维生素、维生素C、镁、锌等的食物，借由饮食的调整来达到抗压及抗焦虑的功效。

可以预防焦虑的食物有：鸡蛋、牛奶、空心菜、番茄、豌豆、红豆、香蕉、梨、西柚、香瓜、核桃仁等。让这些食物来帮助新妈妈找回快乐，远离产后抑郁的困扰。

新妈妈情绪不稳时也可以泡杯玫瑰花茶，适当吃点甜食或是吃些具有安神作用的茯苓、莲子、莲藕等，可有效舒缓不良情绪。

巧吃食物也可以缓解抑郁。

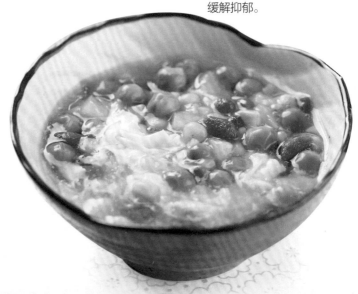

本周宜吃的 10 种食材

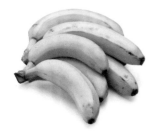

香蕉：香蕉含有一种生物碱，可以振奋精神，减少忧郁情绪。

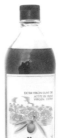

橄榄油：橄榄油有润滑肠道、清除宿便的作用，能刺激肠道蠕动，改善便秘。

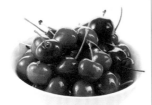

樱桃：樱桃中含有一种叫作花青素的物质，是有效的抗氧化剂，能消除产后肌肉酸痛，从而使新妈妈身心更舒适。

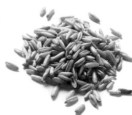

燕麦：燕麦含有丰富的水溶性膳食纤维，能够刺激胃肠蠕动，大量吸收人肠道内的胆固醇并排出体外。

防抑郁食材

润肠道食材

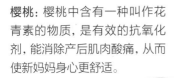

全麦面包：全麦面包中的碳水化合物可以提高血清素水平，能起到缓解抑郁的作用。

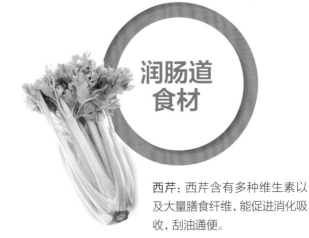

西芹：西芹含有多种维生素以及大量膳食纤维，能促进消化吸收，刮油通便。

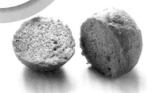

深海鱼：海鱼中的 ω-3 脂肪酸与常用的抗抑郁药碳酸锂有类似作用，对缓解抑郁能起到有效作用。

酸奶：酸奶能很好地调整肠道菌群，使肠道功能维持平衡，既能防止便秘也能防止腹泻。

莲子：莲子具有清热降火、养心安神、促进睡眠的功效。

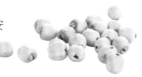

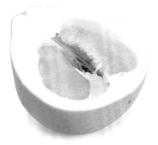

柚子：柚子具有健胃润肺、润肠通便等功效，而且热量很低。

吃不胖的营养餐

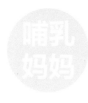

　　哺乳妈妈在忙碌之际不能忘了补充水分，记得常喝水，尤其活动后，大量排汗会使体内水分减少，不喝水容易口干舌燥引起上火。新妈妈如果身体虚弱，可以在中医指导下服用药膳调理体质，但不宜服用鹿茸进补，因为有些新妈妈阴虚亏损、阳气偏旺，服用鹿茸会导致阳气更旺、阴气更损，造成阴道不规则流血。

　　下面介绍几种本周适合给哺乳妈妈吃的营养餐。

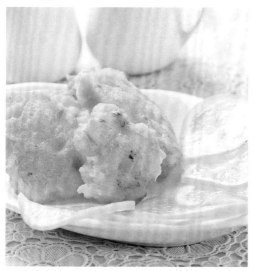

柠檬煎鳕鱼

原料: 鳕鱼肉 200 克，柠檬 50 克，鸡蛋 1 个，盐、水淀粉各适量。

做法: ①将鳕鱼肉洗净，切块，加入盐腌制片刻；柠檬对切，将适量柠檬汁挤入鳕鱼块中。②鸡蛋磕入碗中，取蛋清打散，备用。③将腌制好的鳕鱼块裹上蛋清和水淀粉。④油锅烧热，放入鳕鱼块煎至两面金黄即可出锅装盘。

功效: 鳕鱼属于深海鱼类，可健脑益智，而且能缓解新妈妈的抑郁情绪。

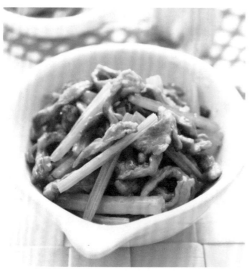

芹菜牛肉丝

原料: 牛肉 150 克，芹菜 30 克，酱油、水淀粉、白糖、盐、葱丝、姜末各适量。

做法: ①牛肉洗净，切丝，加酱油、水淀粉腌制 1 小时左右；芹菜择叶去根，洗净，切段。②油锅烧热，下姜末和葱丝煸香，加入腌制好的牛肉丝和芹菜段翻炒，可适当加一点清水。③放入适量盐和白糖，出锅装盘即可。

功效: 牛肉与芹菜搭配成菜，清脆美味，适合产后缺乏食欲的新妈妈食用。

板栗鳝鱼煲

原料：鳝鱼 200 克，板栗 20 克，葱段、姜片、盐各适量。

做法：①鳝鱼去内脏，洗净后用热水余烫去黏液。②鳝鱼切成 4 厘米长的段，放盐拌匀，备用。③板栗洗净去壳，备用。④鳝鱼段、板栗、葱段、姜片一同放入锅内，加入清水煮沸后，转小火再煲 1 小时。⑤出锅时加入盐调味即可。

功效：鳝鱼富含卵磷脂，健脑益智，常吃鳝鱼有很强的补益功效。

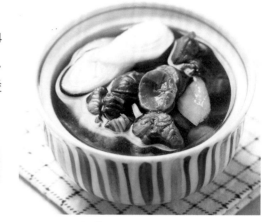

丝瓜虾仁糙米粥

原料：丝瓜、糙米各 50 克，虾仁 40 克，盐适量。

做法：①将糙米清洗后加水浸泡约 1 小时。②将糙米、虾仁一同放入锅中，加入 2 碗水，用中火煮 15 分钟呈粥状。③丝瓜洗净切段，放入粥内略煮，加适量盐调味即可。

功效：糙米是新妈妈的肠道"清道夫"，可有效预防产后便秘。

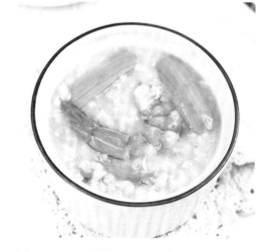

豆芽炒肉丁

原料：黄豆芽 100 克，猪肉 150 克，高汤、盐、酱油、白糖、葱花、姜片、水淀粉各适量。

做法：①将黄豆芽洗净，沥水；猪肉洗净，切丁，用水淀粉抓匀上浆。②将肉丁放入锅中翻炒至变色。③另起油锅放姜片爆香，加黄豆芽、酱油略炒，再放入白糖，加高汤、盐，用小火煮熟，放肉丁炒匀，再用水淀粉勾芡，出锅撒上葱花即可。

功效：黄豆芽中所含的维生素 E 能保护皮肤和毛细血管。

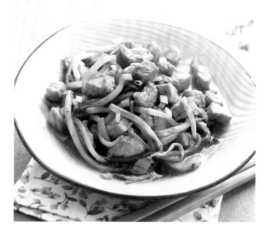

产后非哺乳妈妈也要做到荤素搭配，避免偏食，以免导致某些营养素缺乏，让自己的体质下降。所以，富含蛋白质及钙、磷、铁等矿物质的食物要多食用。

新妈妈产后容易出现悲伤、沮丧、忧愁、茫然等不良情绪，尤其二孩妈妈更要谨防抑郁，要以乐观、健康的心态去应对所处的环境。平时注意要有充足的睡眠时间，不要过度疲劳。闲暇时可听一些轻柔、舒缓的音乐，看一些图文并茂的杂志，或读一些幽默故事来调节身心。

下面介绍几种本周适合给哺乳妈妈吃的营养餐。

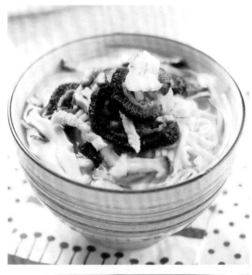

三鲜汤面

原料： 面条 50 克，鸡肉 30 克，虾仁 20 克，香菇 2 朵，海参 1 个，盐、酱油各适量。

做法： ①虾仁去虾线洗净；鸡肉、香菇分别洗净，均切成丝；海参泡发，处理干净，切丝。②将面条煮熟，连汤盛碗中备用。③油锅烧至七成热，放入虾仁、鸡肉丝、香菇丝、海参丝翻炒，加酱油、盐和适量水炒熟，浇在面条上即可。

功效： 此面软滑有劲，口感醇香鲜爽，可帮助新妈妈增强体力。

营养不长胖套餐
三鲜汤面 1 碗 + 葱爆酸甜牛肉 1 份 + 清炒莜麦菜 1 份

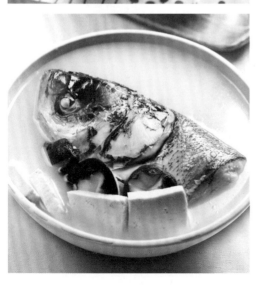

鱼头香菇豆腐汤

原料： 胖头鱼鱼头 1 个，豆腐 100 克，香菇 3 朵，葱段、姜片、盐各适量。

做法： ①胖头鱼鱼头去鳃，由下巴处用刀切开，洗净后沥干，用开水汆烫片刻；香菇洗净，切花刀；豆腐切厚片。②将汆过水的鱼头、香菇、葱段、姜片和清水放入锅内，煮沸后撇去浮沫。③改小火炖至鱼头快熟时，放入豆腐煮熟，拣去葱段、姜片，加盐即可。

功效： 此汤清淡适口，营养全面，新妈妈常食可增进食欲，提高免疫力。

营养不长胖套餐
鱼头香菇豆腐汤 1 碗 + 芹菜牛肉丝 1 份 + 米饭 1 碗

燕麦糙米糊

原料: 燕麦 40 克, 糙米 30 克, 黑芝麻 20 克, 冰糖适量。

做法: ①将糙米、燕麦、黑芝麻分别淘洗干净, 浸泡 10 小时。②除冰糖外的所有材料倒入豆浆机中, 加水至上下水位线之间搅打。③煮好后倒出, 加冰糖调味即可。

功效: 燕麦糙米糊能有效地加快肠道蠕动, 预防便秘。

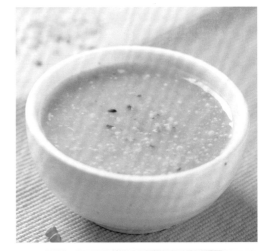

苹果蜜柚橘子汁

原料: 苹果、橘子各 1 个, 柚子、柠檬、蜂蜜各适量。

做法: ①柚子去皮、去籽, 撕去白膜, 取果肉; 苹果洗净, 去皮及核, 切块; 橘子去皮、去籽, 取果肉; 柠檬挤汁。②将除柠檬汁外的上述水果放入榨汁机中, 加入温开水, 搅打均匀, 调入蜂蜜、柠檬汁即可饮用。

功效: 柚子可润肠通便, 橘子可美白护肤, 榨汁更易吸收。

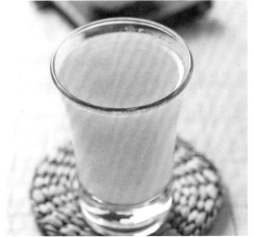

糯米粽

原料: 新鲜苇叶适量, 糯米 150 克, 红枣 6 颗。

做法: ①糯米先用清水浸泡一夜。②鲜苇叶去掉叶上绒毛, 洗净; 红枣洗净、去核。③将糯米和红枣裹在苇叶中包成粽子, 煮熟后即可食用。

功效: 糯米粽具有补中益气、暖脾和胃与止汗的功效, 适宜夏季食用。

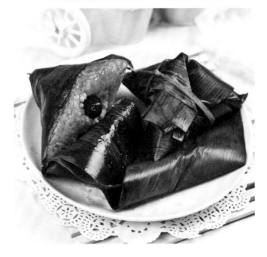

产后运动不伤身

骨盆恢复操，塑造完美体形

　　满月后骨盆具有良好的可塑性，是恢复骨盆的最佳时期。这期间经常练习骨盆恢复操，可使骨盆恢复到产前的状态。这里再介绍一种让骨盆更加灵活的运动，对新妈妈的身体恢复和塑造完美体形都有帮助。

运动频次：每天做1套

运动时长：约6分钟

运动小贴士：新妈妈在运动前要先活动腰部和腿部，以免腿抽筋。

运动全程

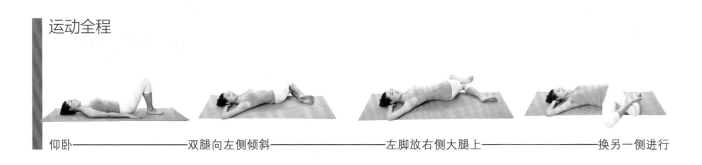

仰卧————————双腿向左侧倾斜————————左脚放右侧大腿上————————换另一侧进行

1 仰卧，双腿弯曲，脚掌紧贴地面，双手手掌向下，置于体侧。

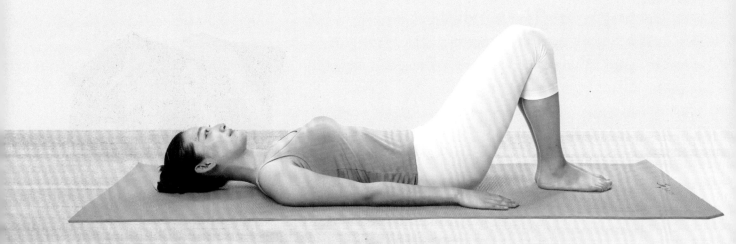

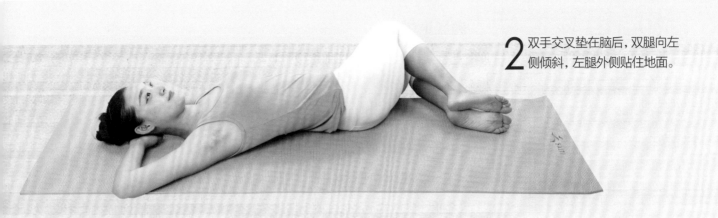

2 双手交叉垫在脑后，双腿向左侧倾斜，左腿外侧贴住地面。

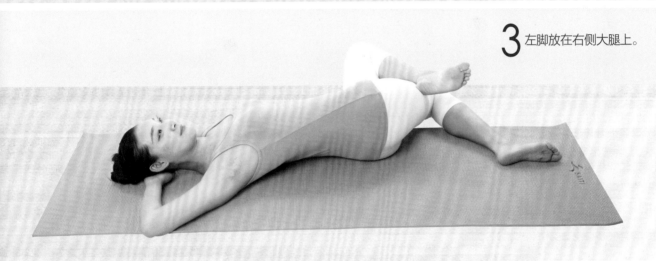

3 左脚放在右侧大腿上。

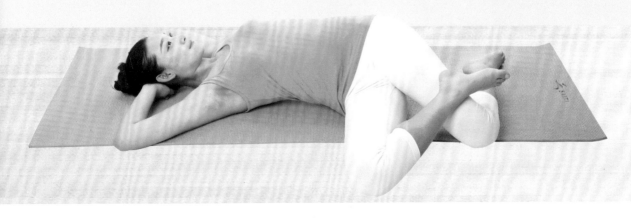

4 换另一侧进行相同动作。每个动作保持 10 秒。

侧角扭转运动，**腰线更优美**

侧角扭转的动作可以帮助新妈妈促进消化、排出宿便，增加脊椎的供血，在扭转腰部、伸展腰背的同时，强化了臀部、腿部和腰背部力量，让新妈妈拥有"小蛮腰"和优美的身体曲线。运动时，不能忽视呼吸方法。慢慢从鼻孔吸气，然后再长长地呼气，感受气体在身体里流动。

运动频次： 每天做 1 套

运动时长： 约 10 分钟

运动小贴士： 在进行弓步动作时，应注意防滑。柔韧性较差的新妈妈可以不必触摸到地板。

运动全程

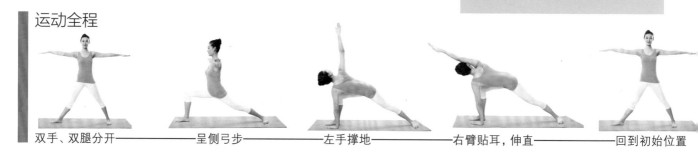

双手、双腿分开———— 呈侧弓步———— 左手撑地———— 右臂贴耳，伸直———— 回到初始位置

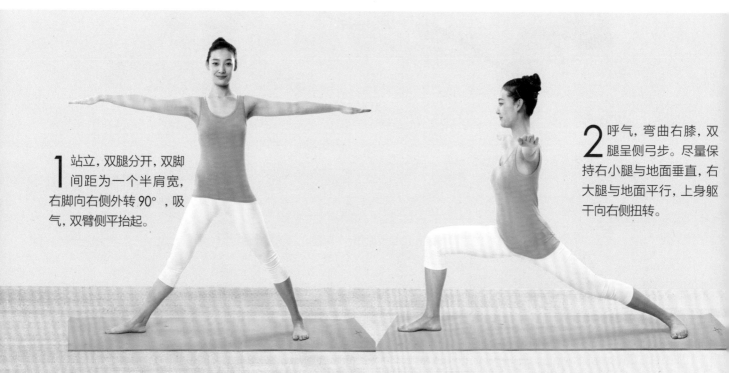

1 站立，双腿分开，双脚间距为一个半肩宽，右脚向右侧外转 90°，吸气，双臂侧平抬起。

2 呼气，弯曲右膝，双腿呈侧弓步。尽量保持右小腿与地面垂直，右大腿与地面平行，上身躯干向右侧扭转。

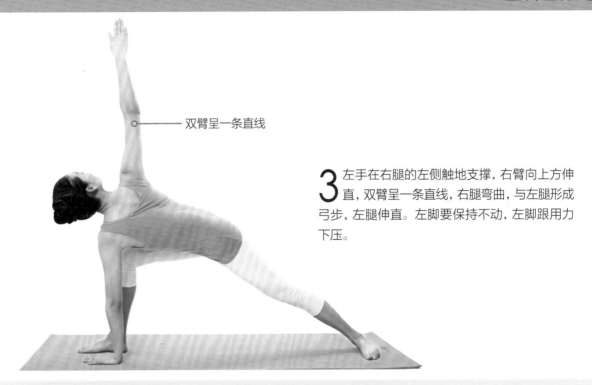

双臂呈一条直线

3 左手在右腿的左侧触地支撑，右臂向上方伸直，双臂呈一条直线，右腿弯曲，与左腿形成弓步，左腿伸直。左脚要保持不动，左脚跟用力下压。

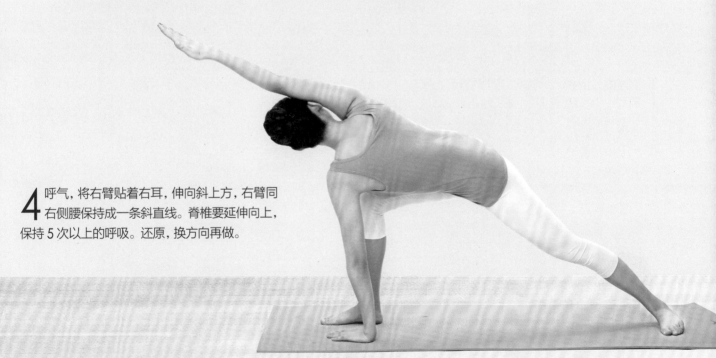

4 呼气，将右臂贴着右耳，伸向斜上方，右臂同右侧腰保持成一条斜直线。脊椎要延伸向上，保持5次以上的呼吸。还原，换方向再做。

能在床上做的 紧致大腿操

产后，粗壮的大腿让新妈妈"无法忍受"。但是高强度的运动，让新妈妈汗流浃背、浑身疼痛不说，效果也不明显。想要大腿瘦得匀称、瘦得美，新妈妈不妨试试大腿拉伸操，每天勤加练习，"大象腿"也能通过努力来改变。

运动频次： 每天做 1 套

运动时长： 约 5 分钟

运动小贴士： 运动前，新妈妈可以压压腿，以防在拉伸的过程中抽筋。

运动全程

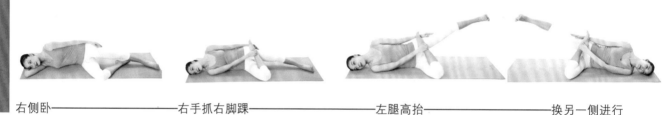

右侧卧————————右手抓右脚踝————————左腿高抬————————换另一侧进行

1　放松身体，采取右侧卧姿，头部枕在右手臂上，左手臂自然放在身体上，屈右膝。

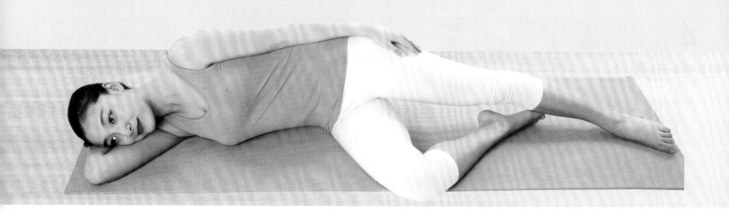

2 右手抓住右脚踝，将右脚置于左大腿前面。

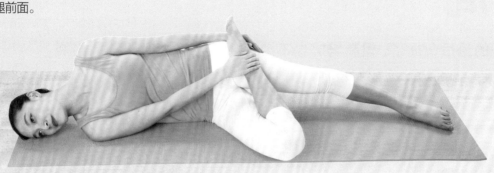

3 将左脚尖勾起，然后大腿内侧用力将左腿慢慢向高处抬起。抬至最高点，保持5秒，再落下，还原。

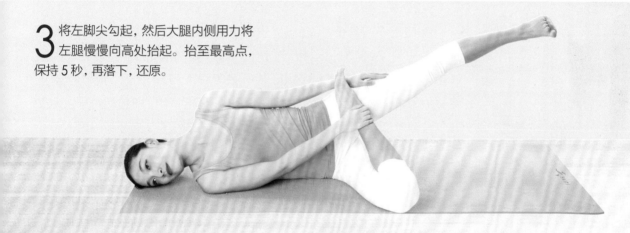

4 换另一侧腿重复动作

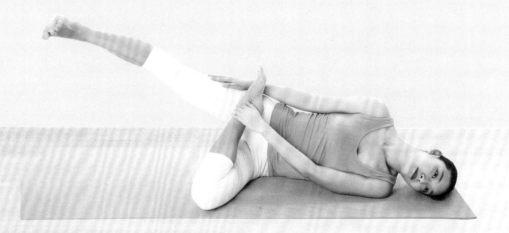

第6周

此时已是月子的最后一周了，但新妈妈也不要疏忽大意。平时饮食要均衡，可适当增加运动，同时要注意产后检查。

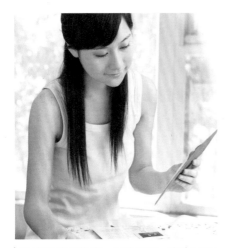

体检证件要带齐。围产手册、出生证明等证件需要提前准备出来，具体的证件可提前咨询医院。

产后恢复健康瘦

即使是产后第6周，新妈妈也还没有出月子，不宜过于疲劳，也不适合远途旅行。但是新妈妈可以多在家附近的公园或者庭院里散散步，也可以适度增加些运动量了，如果外出还是要注意头部和脚部的保暖。

产后42天体检不容忽视

产后检查不只是看新妈妈是不是感觉良好，更是通过仪器检查新妈妈各个器官的恢复情况，及时发现异常、及时治疗，预防后遗症。在产后检查中，还包括对于宝宝发育情况的检查，指导新妈妈进行科学的新生儿喂养、护理等细节。

产后检查一般是在分娩后42~56天进行，是关爱新妈妈和宝宝的一个重要环节，新妈妈一定不要忽视。

做检查前要做的准备

因为产后检查是妈妈和宝宝的共同检查，所以最好安排一位家人陪同前往，带好宝宝所需要的物品，以方便照顾。

去医院时，最好带上围产手册、出生证明、疫苗接种证和体检手册，这样可以方便医生快速系统地掌握新妈妈和宝宝的具体状况。

了解产后检查项目

新妈妈产检前要把自己身体上的不适或心中的疑惑告诉医生，寻求医生的意见和帮助。产检项目大致包括：

● **血常规检查。**妊娠合并贫血及产后出血的妈妈此项目不容忽视。

● **尿常规检查。**自我感觉小便不适或曾患妊娠中毒的产后妈妈必检。

● **盆腔器官检查。**内容包括子宫大小，有无脱垂；盆底肌肉组织张力恢复情况。

● **阴道分泌物检查。**确定子宫恢复情况，是否有炎症。

● **会阴及产道的裂伤愈合情况。**确定会阴、产道恢复情况。

● **腹部伤口的愈合情况。**确定腹部是否柔软、子宫及腹部伤口是否有粘连等，是剖宫产妈妈的必检项目。

产后记忆力越来越差，这正常吗

月子已经接近尾声了，新妈妈已经能够独自带宝宝了，可是此时新妈妈发现自己总是丢三落四、认知能力变差。不用担心，待妈妈们体内激素分泌正常，习惯有宝宝的生活之后，记忆力还会复原。

节食减肥时小心害了记忆力

产后节食减肥是非哺乳新妈妈们经常采用的方法，而且在饮食上，非哺乳新妈妈会很少摄入脂肪含量多的食物，或者基本不吃。但是人脑工作的主要动力来源于脂肪，它能刺激大脑，提高大脑处理信息的能力，增强短期与长期记忆力。过度节食或不吃脂肪类食物，会使体内脂肪摄入量和存储量不足，机体营养匮乏。这种营养缺乏使脑细胞受损严重，将直接影响新妈妈的记忆力，使新妈妈变得越来越健忘。

产后健忘的应对方法

睡个好觉。家人在照顾好宝宝的同时，也应多关注新妈妈，替她多分担一些，让她休息好，睡眠足。因为睡眠就像是大脑把杂乱的信息整理归类，醒来时再做事就会更有条理。

多吃一些有助于提高记忆力的食物，如谷物类、绿叶蔬菜、柑橘类、坚果、鱼类等。这些食物中含有健脑成分，有助于新妈妈产后记忆能力的恢复。

适度运动锻炼。经常进行运动锻炼的个体，神经细胞增殖会更快，神经细胞之间的联系也更强，这可以保护神经系统免受损害。新妈妈可以依据自身恢复情况，进行简单运动，或散步或做恢复操，切不可卧床不动一个月。

做一些脑力游戏。脑力游戏可以活跃大脑，新妈妈可以做些脑力游戏，比如拼图、找不同等。

有助于改善记忆力的 3 种方法

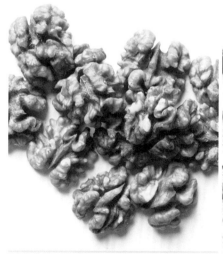

每天吃核桃 2~4 个。核桃有健脑的功效，但其油脂含量较高，不宜多吃，每次吃 2~4 个核桃即可。

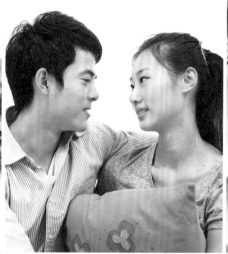

新爸爸要给新妈妈更多的心理安慰。丈夫的安慰是减轻新妈妈心理压力的良药。缓解新妈妈的压力，有利于改善记忆力。

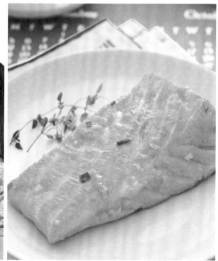

适当吃些鱼类。鱼类不仅富含优质蛋白质，而且其中的不饱和脂肪酸对于脑细胞的生长发育具有很大的益处。

产后头痛迟迟得不到解决，怎么办

很多女性在生完孩子后都会出现头痛的症状，且迟迟得不到缓解，严重影响了生活质量。而且，哺乳期间新妈妈头痛也会影响宝宝进食。那么头痛到底是什么原因引起的呢？出现产后头痛新妈妈们应该怎么办呢？

产后头痛是气血不足导致的

对于产后头痛、偏头痛的原因，中西医有不同看法。中医认为，产后头痛是产后失血过多，气血不足引起血虚、血瘀、血不养脑或体虚受寒、寒邪客脑或瘀血入络、阻滞脑络而致。

西医认为，产后头痛很可能是因激素分泌水平的改变而引起的。还有一种可能是，如果在分娩时采用了硬膜外腔分娩镇痛或脊椎穿刺等治疗手段，也会引起产后头痛。另外，还需要注意血压情况，高血压也会引起头痛不适，应及时就医。

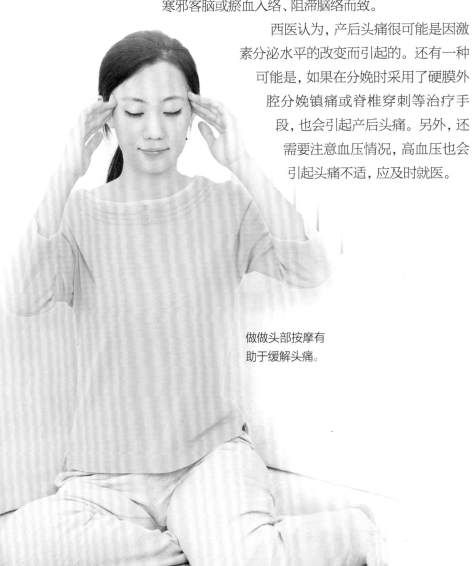

做做头部按摩有助于缓解头痛。

产后头痛以预防为主

产后头痛、偏头痛最好能够提前预防。在产后要注意保暖、保持充足睡眠，通过适度运动，帮助身体恢复、增强体质。同时，新妈妈还应吃一些高营养、益气补血的食物，如大米粥、鸡蛋、牛奶等。

新妈妈每天坚持力度适中地按摩太阳穴，可以缓解偏头痛。

缓解头痛的 4 种方法

新妈妈如果已经开始出现头痛及偏头痛的症状，可通过下列方法来缓解头痛。如果疼痛情况严重，新妈妈应当及时就医。

冰袋冷敷。将冰块裹在干毛巾中，短时多次敷在头痛部位，可促进头部血管收缩，有助于减轻疼痛。

按摩头部。每天坚持对太阳穴进行力度适中的按摩，是缓解偏头痛的有效方法。

静心冥想。做一些瑜伽中的冥想动作，或是直接躺在床上，听听舒缓的音乐，闭目冥想，既能起到放松身体的作用，也有助于缓解产后头痛、偏头痛。

头缠毛巾。将毛巾或柔软的布条松紧适度地缠绕在太阳穴周围，可抑制血管扩张，缓解头痛和偏头痛。

适当增加运动量，助恢复利瘦身

产后第 6 周，新妈妈会发现，身体变好了，体虚、无力、出汗的症状基本没有了，感觉自己终于可以开始正常的生活了。但也不能操之过急，先从做运动或做家务来慢慢过渡吧！

随时进行的锻炼方式

新妈妈产后不一定要专门拿出完整的一段时间来锻炼，生活当中的一些小运动，一样可以帮助新妈妈恢复和瘦身。

洗衣或做饭时，不要只是站着，可以做提肛运动。

行走时，用脚尖站立，使腿部和臀部的肌肉绷紧。因为新妈妈产后忙于换尿片及抱宝宝，总是弯腰，所以要找机会直直腰。

边散步边收紧腹部。脂肪和肌肉细胞都有记忆功能，经常使之保持在某种状态，它们就会记住并自然表现这种状态。既然如此，我们可以在走路、站立时都稍稍收紧腹部，不但腹部会趋于平坦，走姿站姿也会优雅许多。

边散步边拍打小腹。边散步边拍打小腹可是减腹的好办法，可以有效激活腹部脂肪，加速其分解和消耗。

适当做些家务

产后第 6 周，大部分顺产新妈妈的身体已经恢复，剖宫产新妈妈也已基本恢复正常。但新妈妈不能因为身体已有一定恢复就开始进行繁重的劳动，应避免长时间站立或集中料理家务，因为此时身体还是相对虚弱的。新妈妈可以做一些简单的家务，比如做饭、用洗衣机洗衣服、给宝宝洗澡等。这些简单的家务能让新妈妈的产后生活丰富起来，不觉乏味，还能起到锻炼的效果。

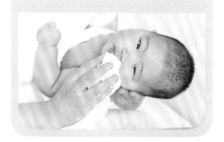

防疼痛小妙招

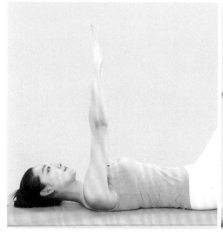

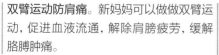

双臂运动防肩痛。新妈妈可以做做双臂运动，促进血液流通，解除肩膀疲劳，缓解胳膊肿痛。

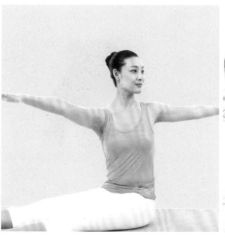

扭转动作锻炼腰腹部。顺产妈妈这样做既能预防产后腰腹疼痛，又可减少腰腹部赘肉。

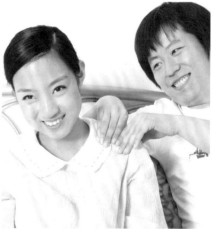

按摩缓解疼痛。按摩力度宜轻不宜重，轻柔按摩可以舒缓肌肉、缓解疼痛，新爸爸给新妈妈按摩时需控制力度。

肌肤护理有讲究

大多数女性在分娩后，肌肤会显得干燥、松弛，整个人看起来都没有生机和活力。这就需要新妈妈尤其要重视皮肤的保养和护理。不过，新妈妈最好根据自己皮肤的类型，选择适合自己的护肤方式。

不要过早进行美白祛斑护理

妊娠斑，包括黄褐斑、蝴蝶斑等是新妈妈最想清除的皮肤问题。其实，产后祛斑美白不宜过早进行，这是因为随着产后身体的恢复，大部分新妈妈的妊娠斑都能慢慢淡下来。不过，对于需要使用祛斑美白产品的新妈妈，最好选用原料天然、成分简单的美白祛斑产品。有的美白祛斑产品添加了铅、汞等重金属成分，会进入乳汁危及宝宝的健康。所以这类美白祛斑产品哺乳期妈妈应该避免使用，不确定成分的美白产品最好也不用。

脸部按摩促使肌肤复原

新妈妈适当做些脸部按摩，不但可以促进血液循环，也有促使脸部新陈代谢的作用，使肌肤早日回到以前的紧致和美丽。

首先将脸部按摩霜摊平在整个手心上，然后把按摩霜涂抹在脸部，从中心朝向外侧进行按摩，再轻轻冲洗干净。

记得睡前要清洁皮肤。尤其是油性肌肤的新妈妈，油脂容易堵塞毛孔，如果睡前不把灰尘、油脂洗掉，会使皮肤越来越差。

产后洗脸用温水

做个美丽的新妈妈就从每天洗脸开始。产后新妈妈洗脸最好用温水，尤其是油性或干性皮肤的人。因为对油性皮肤者来说，温水能使皮肤的毛细血管扩张、毛孔开放，促进代谢物排出，利于清洁皮肤；干性皮肤的人用温水可使其避免冷或热对皮肤的刺激。

另外，月子里经常泡脚，可以活跃脚部神经末梢，调节产后内分泌功能。如每天用热水泡脚，有助于恢复体力，促进血液循环，也有助于提高睡眠质量。还有，不熬夜，对皮肤也是大有益处的。

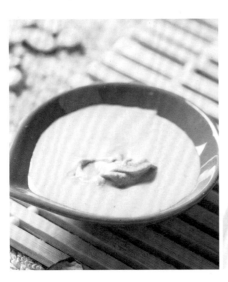
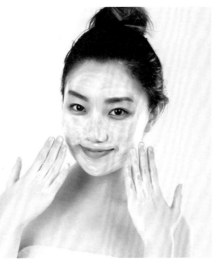
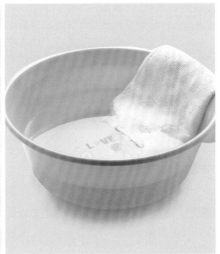

产后检查，做做盆底功能评估

据统计，生育后的女性盆底功能障碍性疾病的发生率高达 50%，及早筛查盆底功能并配合相应治疗，能大大减少盆底肌受损引发的诸多问题。产后 42 天，新妈妈需要进行产后检查，这时可到医院的产后门诊或盆底专科门诊进行检查。检查主要包括：筛查盆底肌力以及白带的检查。如果白带检查无异常，可以根据产后盆底肌力的评估进行盆底训练。

产后瑜伽有助于盆底肌肉恢复

新妈妈产后练习瑜伽可以改变骨盆底支持组织、韧带的松弛状态，加强盆底肌肉力量、促进骨盆恢复、按摩子宫、缓解身体肌肉疼痛。定期适度的瑜伽锻炼还可以帮助新妈妈缓解紧张情绪，紧实胸部、腹部、腿部肌肉，有助于恢复体形。

14 周盆底肌肉训练法

美国医学博士斯坦芬尼·布勒推荐了 14 周盆底肌肉训练法，大致可分为 4 个阶段。

第一阶段：第 1~2 周

此阶段包括 3 组动作：缓慢收缩并放松盆底肌肉，一收一放为 1 组，每组维持 10 秒，每天练习 3 次，每次 10 组；快速收放，每组 2 秒，每天练习 3 次，每次 10 组；尽可能久地收紧盆底肌肉，每天 1 次，每次 10~30 组。

第二阶段：第 3~6 周

臀部向外转动；尽量将臀部往上提；扭胯，使之尽量向一侧倾斜。以上 3 组动作每天练习 1 次，每次 10~30 组。

第三阶段：第 7~10 周

站立，缓慢收放盆底肌肉；站立，快速收放盆底肌肉；两腿分开，与肩同宽，缓慢收放盆底肌肉；两腿分开，相当于肩宽的两倍，缓慢收放盆底肌肉；在收放盆底肌肉的同时，完成起立、下蹲的动作。以上动作每天练习 1 次，每次 5~10 组。

第四阶段：第 11~14 周

提肛时小步跳跃；提肛时大步跳跃；提肛时大步冲刺跑。以上 3 组动作每天练习 1 次，每次 10 组。

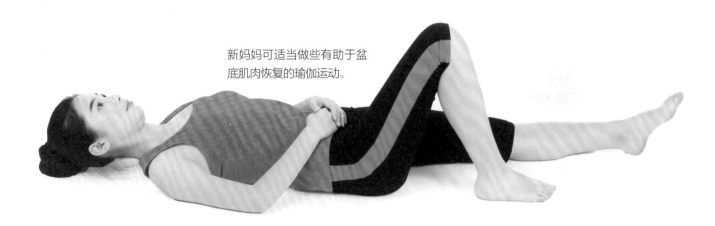

新妈妈可适当做些有助于盆底肌肉恢复的瑜伽运动。

产后调养不发胖

产后第 6 周调养方案

产后第 6 周，瘦身应被新妈妈逐渐提上日程，此时应注重食物的质量，少食用高脂肪、高碳水化合物、不易消化的食物，以便瘦身；多食用豆腐、冬瓜等营养丰富而又脂肪少的食物，并坚持每天吃水果。

饮食 + 运动瘦身

新妈妈在身体恢复得不错的情况下，可以从饮食和运动两方面达到瘦身的效果。饮食要清淡，在滋补的同时多吃一些蔬菜、水果和各类谷物。此外，可适当进行瘦身锻炼。但是，锻炼的时间不可过长，运动量也不能过大，要注意循序渐进，逐渐增加运动量。

膳食中加入养颜食材

本周新妈妈可适时增加一些养颜食材，为新妈妈的健康和美丽加分。各类新鲜水果、蔬菜含有丰富的维生素 C，具有一定的消褪色素的作用，如柠檬、猕猴桃、西红柿、土豆、圆白菜、冬瓜、丝瓜、黄豆等。牛奶有改善皮肤细胞活性、延缓皮肤衰老、增强皮肤张力、刺激皮肤新陈代谢、保持皮肤润泽细嫩的作用。谷皮中的维生素 E，能有效抑制过氧化脂质产生，从而起到干扰黑色素沉积的作用。新妈妈可适当

吃些糙米，补充所需营养。猕猴桃和酸奶可以美白祛斑，让皮肤充满弹性。

可适当瘦身

到了本周，产后新妈妈可以适当瘦身了，不过不能过度劳累或强制减肥。产后瘦身也需要吃一些水果，如香蕉、苹果、橙子。另外，新妈妈还应适当多吃些绿叶蔬菜，补充膳食纤维。

减肥药不可乱吃

与开展任何一项瘦身活动一样，在开始有规律的体育运动之前，需要得到医生的认可。产后减肥需要考虑到膳食等多方面因素，不能盲目吃减肥药瘦身，应该科学健康地瘦身。

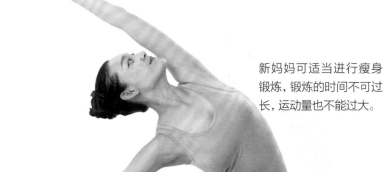

新妈妈可适当进行瘦身锻炼，锻炼的时间不可过长，运动量也不能过大。

本周宜吃的 10 种食材

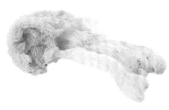

竹荪：竹荪有刮油的效果，是产后新妈妈瘦身的理想食材。

火龙果：火龙果中所含膳食纤维较高，进食后容易给人一种饱胀感，有利于减肥。

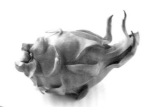

减肥食材

冬瓜：冬瓜不仅可以轻身利尿，还含有一种抑制脂肪转化的成分，补身的同时不增加热量负荷。

西红柿：西红柿热量低，富含水分和膳食纤维，容易让人有饱胀感。

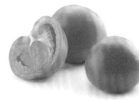

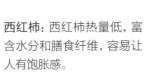

魔芋：魔芋的主要成分是葡甘露聚糖，有利于控制体重，实现自然减肥。

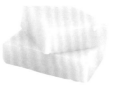

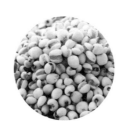

薏米：薏米是常见的杂粮，可以美白肌肤，让皮肤润泽健康。

猕猴桃：猕猴桃富含维生素 C，可明润亮肤，常吃还可预防黄褐斑形成。

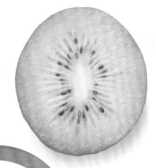

养颜排毒食材

荔枝：荔枝对于皮肤粗糙、干燥有改善作用。

糯米：糯米中含蛋白质、钙、磷、铁、维生素 B_2 等营养成分，可排毒养颜。

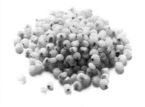

糙米：糙米富含 B 族维生素、膳食纤维，有助于产后新妈妈减肥瘦身。

吃不胖的营养餐

哺乳妈妈

哺乳妈妈可以适当瘦身了，不过不能过度劳累或强制减肥。产后瘦身也需要吃一些水果，如香蕉、苹果、甜橙。新妈妈不宜过量食用荔枝，容易上火。

下面介绍一些本周适合哺乳妈妈吃的营养餐。

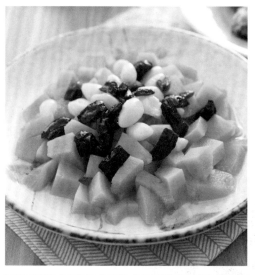

蜜汁南瓜

原料： 南瓜 300 克，红枣、白果各 20 克，枸杞、蜂蜜、白糖、姜片各适量。

做法： ①南瓜去皮、洗净、切块；红枣、枸杞用温水泡发开。②将南瓜块放入盘里，加入红枣、枸杞、白果、姜片，入蒸笼蒸 20 分钟。③取出后去掉姜片。④油锅烧热，加适量水、白糖和蜂蜜，小火熬制成汁，浇在南瓜上即可。

功效： 南瓜含有丰富的膳食纤维、维生素，是养颜瘦身的好食材。

营养不长胖套餐
蜜汁南瓜 1 碗 + 小米鳝鱼粥 1 碗 + 草莓 5 颗

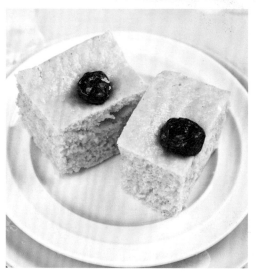

玉米面发糕

原料： 面粉、玉米面各 80 克，红枣、泡打粉、酵母粉、白糖各适量。

做法： ①将面粉、玉米面、白糖、泡打粉先在盆中混合均匀；酵母粉溶于温水后倒入面粉中，揉成均匀的面团。②将面团放入蛋糕模具中，放温暖处饧发 40 分钟左右。③红枣洗净，加水煮 10 分钟；将煮好的红枣嵌入发好的面团表面，入蒸锅。④开大火，蒸 20 分钟，立即取出，取下模具，切成块即可。

功效： 玉米面富含碳水化合物、维生素和矿物质，有助于排毒养颜。

营养不长胖套餐
玉米面发糕 1 块 + 虾皮菠菜鸡蛋汤 1 碗 + 苹果 1 个

鲫鱼豆腐汤

原料： 鲫鱼 1 条，豆腐 200 克，盐、姜丝、葱花各适量。

做法： ①将鲫鱼去鳞、内脏，洗净，用少许盐、姜丝腌 15 分钟；豆腐切片。②油锅置火上，烧热，放入鲫鱼、姜丝，小火慢煎鲫鱼至两面微黄，加水煮开。③放入豆腐片，大火再次烧开，改小火慢炖，直到鱼熟汤白，调入少许盐，撒上葱花即可。

功效： 能促进新陈代谢，美白又下奶，是新妈妈补虚、瘦身的佳品。

营养不长胖套餐
鲫鱼豆腐汤 1 碗 + 鲍汁西蓝花 1 份 + 米饭 1 碗

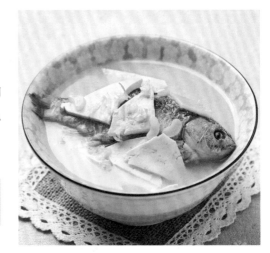

菠菜鸡蛋饼

原料： 面粉 150 克，鸡蛋 2 个，菠菜 3 棵，盐、香油各适量。

做法： ①面粉倒入大碗中，加适量温开水，再打入 2 个鸡蛋，搅拌均匀，和成蛋面糊。②菠菜焯水沥干后切碎，倒入蛋面糊里，加盐、香油，混合均匀。③油锅烧热，倒入菠菜蛋面糊煎至两面金黄即可。

功效： 菠菜富含铁，可改善缺铁性贫血，令人面色红润，为养颜佳品。

营养不长胖套餐
菠菜鸡蛋饼 1 个 + 红薯山药小米粥 1 碗 + 香菜 1 棵

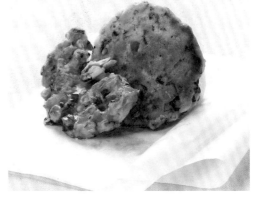

肉丝银芽汤

原料： 黄豆芽 200 克，猪瘦肉 100 克，粉丝和豆皮各 50 克，盐、醋、姜末、葱花各适量。

做法： ①黄豆芽洗净；猪瘦肉和豆皮洗净，切丝；粉丝用温水浸泡 3~5 分钟。②油锅置火上，烧热，放入瘦肉丝、姜末炒至肉变色，下黄豆芽快速翻炒。③加入适量清水，下粉丝和豆皮丝，调入盐、醋，煮至肉丝、黄豆芽熟，撒上葱花即可。

功效： 清淡的蔬菜加上瘦肉，美味可口不油腻，可为新妈妈提供必需的营养。

营养不长胖套餐
肉丝银芽汤 1 碗 + 鸡蛋饼 1 个 + 西红柿鸡片 1 份

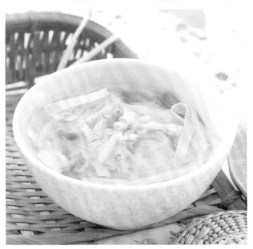
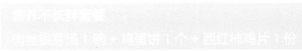

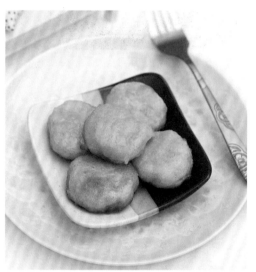

非哺乳妈妈在身体恢复得不错的情况下，可以从饮食和运动两方面入手达到瘦身的效果。饮食宜清淡，不宜大补。平时三餐多吃红薯、南瓜等富含膳食纤维的食物，减少脂肪堆积。

新妈妈可以在起床后喝杯温开水，也可以选择淡蜂蜜水、温的蔬果汁，这些都能够加速胃肠的蠕动，把新妈妈夜晚在体内积累的毒素、代谢物排出体外，从而达到健康瘦身的目的。

下面介绍一些本周适合非哺乳妈妈吃的营养餐。

红薯饼

原料： 红薯 250 克，糯米粉 50 克，豆沙馅、蜜枣、白糖、葡萄干各适量。

做法： ①红薯煮熟，去皮捣碎后，与糯米粉和匀成面团；蜜枣、葡萄干洗净剁碎和豆沙馅、白糖混合成馅料。②将红薯面团揉成丸子状，压成圆饼，包入馅料压平。③入油锅煎熟即可。

功效： 红薯饼含有丰富的膳食纤维，可维持新妈妈消化系统的健康。

营养不长胖套餐

红薯饼 1 块 + 煮鸡蛋 1 个 + 猪肝红枣粥 1 碗

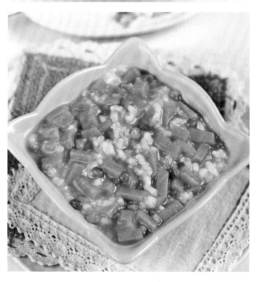

南瓜绿豆糯米粥

原料： 绿豆 20 克，南瓜 50 克，糯米、大米各 30 克，冰糖适量。

做法： ①绿豆、糯米和大米分别洗净，用清水浸泡 4~6 小时；南瓜去皮、洗净、切块。②锅中放绿豆和适量清水，将绿豆煮熟。③再放入糯米、大米和南瓜块，煮熟后依个人口味放入冰糖即可。

功效： 南瓜富含多种营养元素，搭配绿豆和糯米做粥，既清凉滋润，又不用担心长胖。

营养不长胖套餐

南瓜绿豆糯米粥 1 碗 + 煮鸡蛋 1 个 + 玉米饼 1 块

百合绿豆汤

原料： 绿豆 50 克，鲜百合 25 克，冰糖适量。

做法： ①绿豆洗净；鲜百合掰成片，洗净。②将绿豆和鲜百合同放入砂锅内，加适量水，大火煮沸，改用小火煮至绿豆开花，百合软烂。③加入冰糖调味即可。

功效： 绿豆抗菌排毒，抗衰老，和百合同食，可促进美白、瘦身。

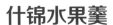

营养不长胖套餐
百合绿豆汤 1 碗 + 小炒肉 1 份 + 西红柿鸡蛋面 1 碗

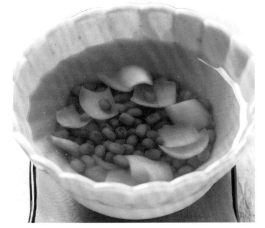

什锦水果羹

原料： 苹果、草莓、白兰瓜、猕猴桃各 50 克。

做法： ①将苹果、白兰瓜分别洗净，去皮、去籽、去核后，切成方丁；草莓洗净去蒂，切两半；猕猴桃去皮，切块。②苹果丁、白兰瓜丁、猕猴桃块、草莓一同放入锅内，加清水大火煮沸，转小火再煮 10 分钟即可。

功效： 非哺乳妈妈常食水果羹，可防止便秘。

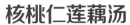

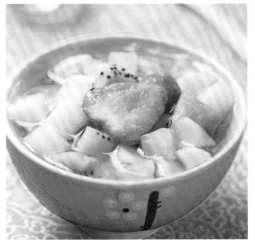

核桃仁莲藕汤

原料： 核桃仁 6 颗，莲藕 1 节，红糖适量。

做法： ①莲藕去皮洗净，切片；核桃仁切碎，备用。②核桃仁、莲藕片放锅内，加清水用小火慢煮至莲藕绵软，出锅时加适量红糖调味即可。

功效： 此汤养颜又带些许甜香，清凉去火。

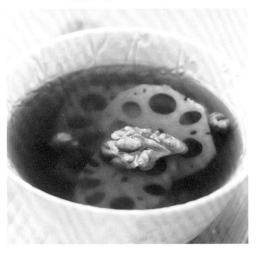

产后运动不伤身

双角扭转，强健骨盆和髋关节

双角扭转是前屈与扭转的组合，可以强健双脚、膝盖、腿部和髋关节的韧带和肌肉群，改善呼吸和背部疼痛，对产后新妈妈出现的便秘、消化功能减弱等问题也有很好的调节作用。

运动频次：	每天 1 套
运动时长：	约 10 分钟

运动小贴士：这套动作属于中高级强度，如果新妈妈在运动的过程中有不适感要马上停止。

运动全程

 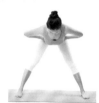 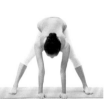 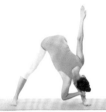 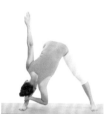

取站姿，双手叉腰——上半身与地面平行——双手向下推地面——右手握左脚踝——换另一侧进行

1 双脚分开一个半肩宽，双腿用力，双手放于髋部。

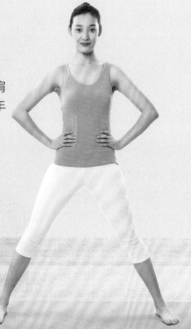

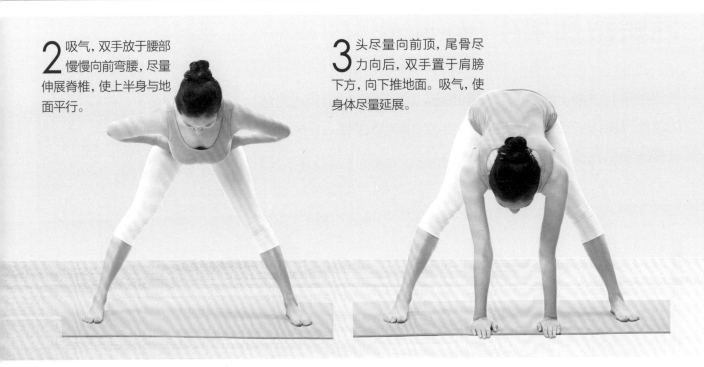

2 吸气，双手放于腰部慢慢向前弯腰，尽量伸展脊椎，使上半身与地面平行。

3 头尽量向前顶，尾骨尽力向后，双手置于肩膀下方，向下推地面。吸气，使身体尽量延展。

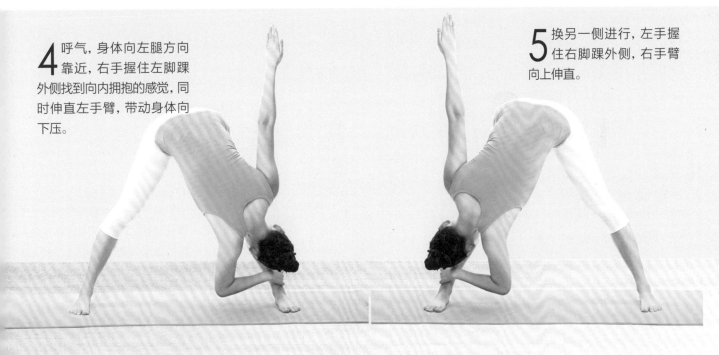

4 呼气，身体向左腿方向靠近，右手握住左脚踝外侧找到向内拥抱的感觉，同时伸直左手臂，带动身体向下压。

5 换另一侧进行，左手握住右脚踝外侧，右手臂向上伸直。

轻哑铃三动作，**美化身体线条**

新妈妈的身体基本恢复，可以试着做一些轻负重的锻炼，比如哑铃锻炼。下面这套简单的动作练习，可以运动到新妈妈身体的大部分肌肉。在锻炼的过程中，可以很大程度地拉伸韧带，使身体感觉轻盈，塑造完美的曲线。

运动频次： 每天 2 套

运动时长： 约 10 分钟

运动小贴士： 有蹲起动作时，要缓慢蹲下、起身，不要猛起、猛蹲，以免眩晕。

运动全程

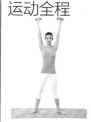 手握哑铃，举过头顶———— 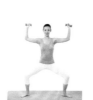 屈肘屈膝向下蹲———— 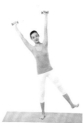 身体左右摇摆———— 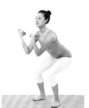 取站姿微屈膝，做小臂抬起动作

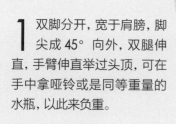

1 双脚分开，宽于肩膀，脚尖成 45° 向外，双腿伸直，手臂伸直举过头顶，可在手中拿哑铃或是同等重量的水瓶，以此来负重。

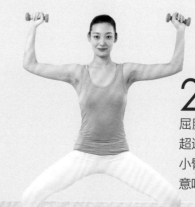

2 吸气，身体找到向上的力量让自己站得更高。呼气，屈膝屈肘向下蹲，注意膝盖不超过脚尖，手肘弯曲与肩同高，小臂垂直于大臂。做 10 组，注意呼吸的稳定性。

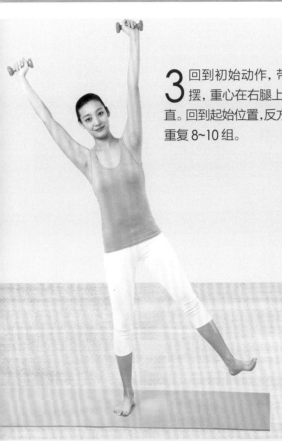

3 回到初始动作，带动身体向右摆，重心在右腿上，左腿始终伸直。回到起始位置，反方向摆动身体，重复8~10组。

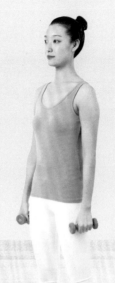

4 双手放下，自然垂放于身体两侧，双腿自然站立，调整呼吸至均匀状态，并做好下一个动作的准备。

5 微屈膝，上身略往前倾。双臂垂直于地面。呼气时，小臂向上抬起，吸气时还原。重复做15次，共3组。

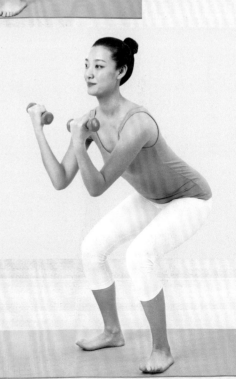

轻柔椅子操，**缓解腿部水肿**

新妈妈还可以借助椅子来运动，让新妈妈坐着也能瘦身。而且椅子操动作轻柔，不分时间，随时可以运动。运动时，让腿部得到充分的锻炼，大大改善了下肢血液循环，帮助新妈妈消除腿部水肿。

运动频次：每天 1 次
运动时长：约 10~15 分钟
运动小贴士：在做运动时，每个动作要做到位，动作的幅度根据自己身体的承受能力来做到最大化。

运动全程

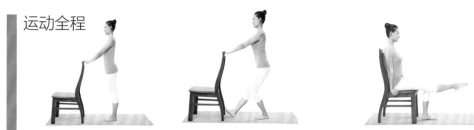

双手抓住椅背————右脚向前迈一步，左膝弯曲————坐在椅子上，抬起右脚————脚尖向上勾起

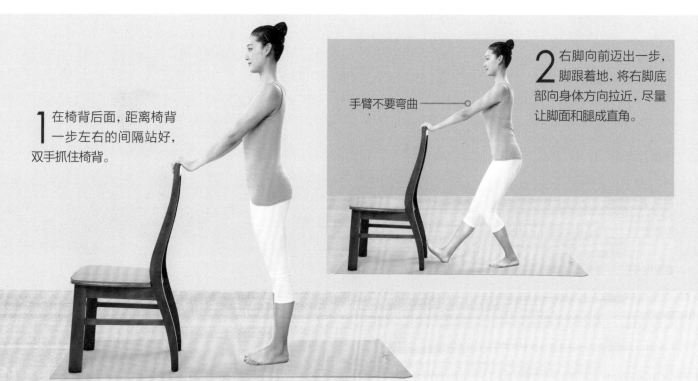

1 在椅背后面，距离椅背一步左右的间隔站好，双手抓住椅背。

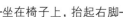
手臂不要弯曲

2 右脚向前迈出一步，脚跟着地，将右脚底部向身体方向拉近，尽量让脚面和腿成直角。

3 坐在椅子上，双手扶在椅子两侧椅面，两膝并拢，抬起右腿，绷直脚尖，并尽力向前伸展，维持5秒。

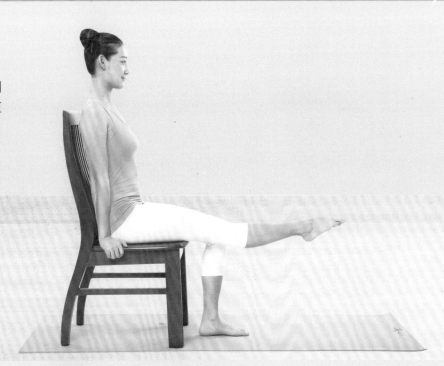

4 右脚脚尖尽力向上勾起。

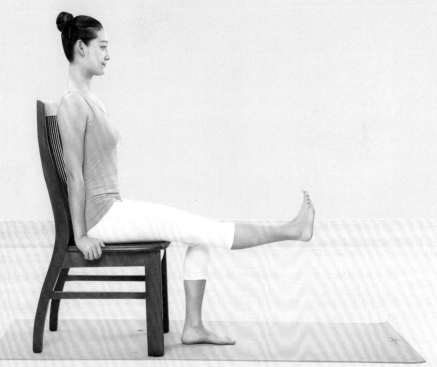

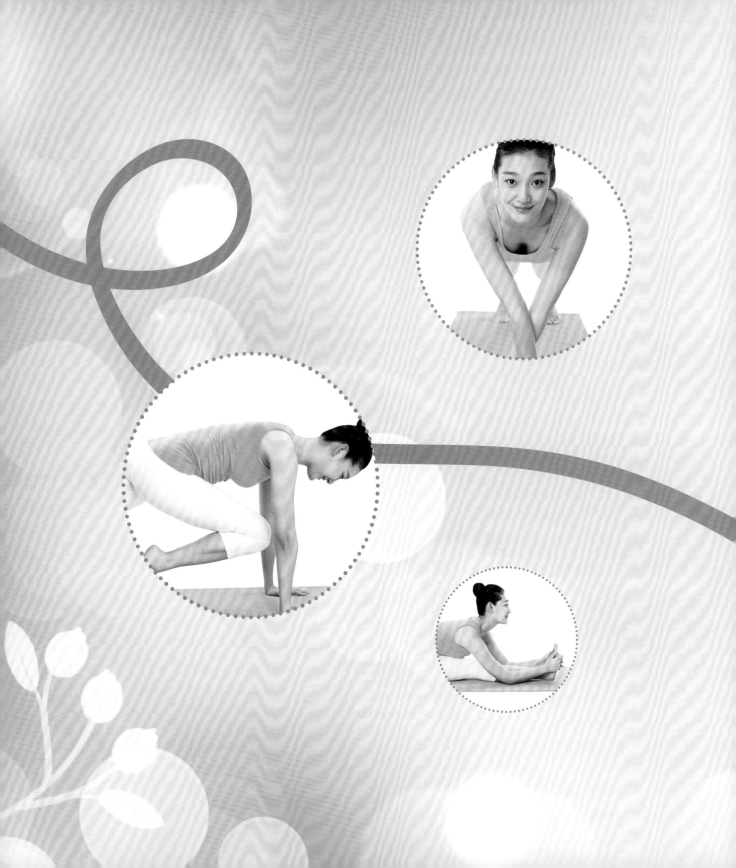

局部瘦身运动

　　有的新妈妈拥有"小蛮腰"，大腿却相当粗壮；有的新妈妈腿部很细，但却有明显的"水桶腰"。这是因为每个新妈妈的体质、体形不同，分娩后发胖的部位也就不一样。下面就针对身体的重点部位，给有不同需求的新妈妈介绍几种高效必瘦的局部减肥法，让新妈妈想瘦哪里瘦哪里，重现曼妙曲线，让身姿更加美丽动人。

产后腹部塑形

分娩后，松松软软的腹部成为很多新妈妈的苦恼，减掉腹部的赘肉其实并不难，动作做对很重要！

平板支撑

平板支撑是一种最简单易学、无须器械、快速瘦小腹的运动。这套动作可以有效锻炼核心肌肉群，调动全身肌肉，在塑造腰部、腹部和臀部线条的同时，还有助于维持肩胛骨的平衡，让新妈妈的背部看起来更迷人。

运动频次：每天 1 次

运动时机：产后 3 个月后

运动小贴士：新妈妈根据自身的情况，尽量坚持每天都做，1 个月为一周期。

运动全程

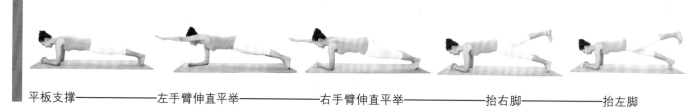

平板支撑————左手臂伸直平举————右手臂伸直平举————抬右脚————抬左脚

1 用脚尖和手肘部着地，其他部位腾空，并使头、背、臀、大腿、小腿等部位保持在同一水平线上，就像一个平板一样，注意保持身体挺直，深呼吸，一旦塌腰就停止。

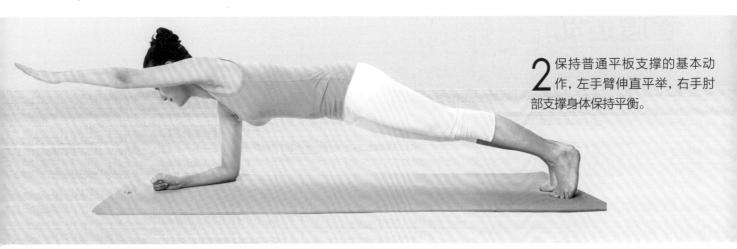

2 保持普通平板支撑的基本动作，左手臂伸直平举，右手肘部支撑身体保持平衡。

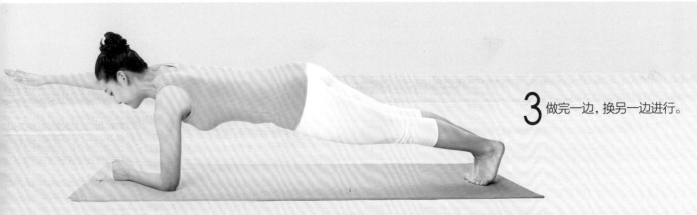

3 做完一边，换另一边进行。

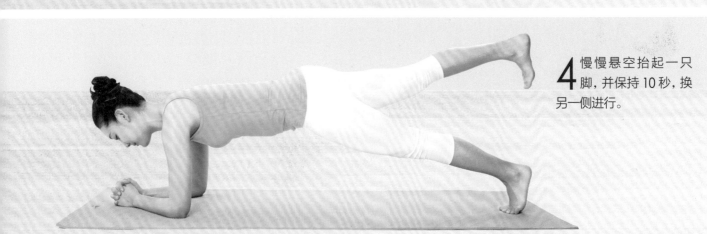

4 慢慢悬空抬起一只脚，并保持10秒，换另一侧进行。

卷腹运动

卷腹运动是比仰卧起坐更适合新妈妈的瘦腹方法，这个动作更科学，效果更明显。做运动时，可以想象自己的肚子像一块柔软的"牛奶糖"，尽可能收小腹并挤压它，慢慢地边出力边吐气。

运动频次：每天1套

运动时机：产后1个月后

运动小贴士：做运动时，身体抬起的角度一般保持与地面夹角 30°~45° 最好。放松时，背部也不要完全贴于地面。

运动全程

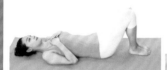 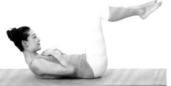 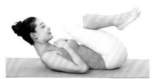 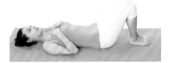

仰卧屈膝————————上身抬起，双腿悬空————————大腿贴紧腹部————————双腿慢慢放下，回到初始位置

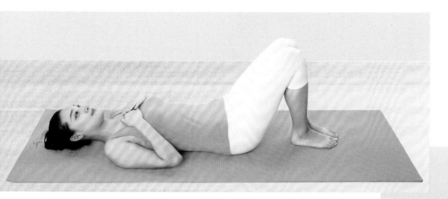

1 平躺在地上，两膝弯曲，双脚着地，双手放于胸前，注意动作过程中双臂不能用力。

2 上半身抬起约10厘米高，双腿弯曲抬起悬空，使小腿与地面平行，感觉腹部收紧。

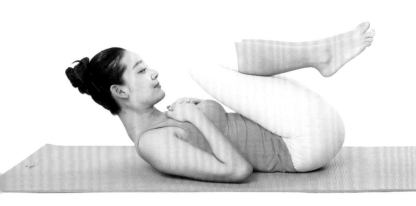

3 上半身保持不动，继续抬高腿部，可以使大腿贴紧腹部，保持10秒。

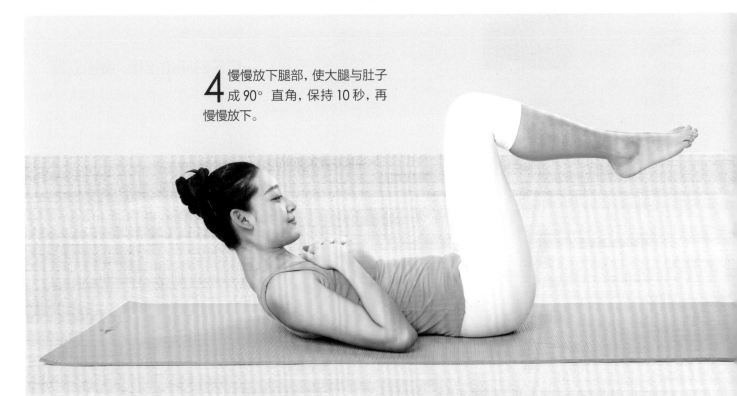

4 慢慢放下腿部，使大腿与肚子成90°直角，保持10秒，再慢慢放下。

产后腰部塑形

拥有"小蛮腰"是所有女性的愿望。产后腰腹部是长肉最多的，小腹瘦下来了，但腰两侧还有脂肪堆积，穿着好看的衣服，也显得很壮，所以新妈妈在瘦腹的同时，也要瘦腰。几招小动作与腰部运动一起做，能起到事半功倍的效果。

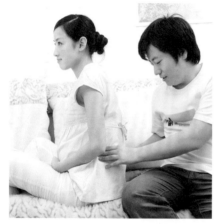

按摩缓解疼痛。按摩力度宜轻不宜重，轻柔按摩可以舒缓肌肉、缓解疼痛，新爸爸给新妈妈按摩时需控制力度。

新妈妈这样瘦腰

搭配腹部按摩，瘦腰更容易

运动和饮食是有效的瘦身方法，不过，如果再加上按摩，将会让新妈妈的瘦身计划更添助力。而且新妈妈每天按摩腹部，不仅有助于瘦腰，还能令胃肠蠕动得到改善，缓解便秘，利于身体恢复以及排毒。

除了在月子里的腹部按摩，新妈妈还可以每天轻叩腹部。具体做法是：手指并拢，手心内收，手心是空的，轻轻拍打腰部有赘肉的部位，力道与为婴儿拍背一样即可。可在每天散步时做，能有效激活身体脂肪，加快脂肪的分解与吸收，达到瘦腰的目的。

广告时间扭扭腰，腰围立缩

新妈妈在看电视时，可以坐直上身，将右腿搭在左腿上，然后慢慢向右扭腰 10 次。再把左腿搭在右腿上，慢慢向左扭腰 10 次。这样不仅可以舒展颈背部，缓解疲劳，还能消耗腰部脂肪，同时让紧张的脊柱也能得到休息，舒缓久坐对腰椎带来的压力。

平时不要总是坐着或躺着，隔一段时间动一动，可以散散步，活动一下四肢。多活动一下颈部和腰部不仅可以缓解疲劳，还能避免脂肪堆积。

排毒也能瘦腰

● 每天早上 1 杯温开水：每天早上起床后，可一口一口地喝下 1 杯温开水，以刺激胃肠蠕动，加快体内垃圾排出。

● 每天 1 杯酸奶：酸奶中含有丰富的乳酸菌，不仅能平衡肠内菌群，还能帮助燃烧体内脂肪，帮新妈妈瘦腰。

● 多吃水果和蔬菜：水果和蔬菜中所含的膳食纤维能促进新妈妈的胃肠蠕动，缓解产后便秘，轻松排毒。

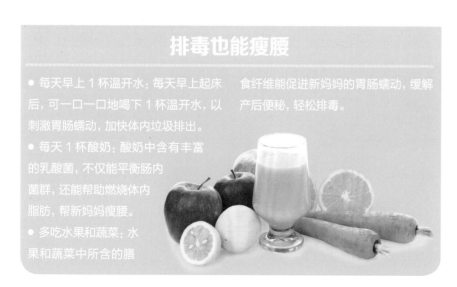

瘦腰腹穴位按摩法

腰腹部是产后新妈妈脂肪堆积的重点部位，新妈妈试试这个瘦腰腹的穴位按摩法，坚持下去，会发现腰腹竟然瘦了呢！

每天上午 9~11 点，分别按揉中脘穴、关元穴、天枢穴等穴位，再配合按手部的合谷穴。因为这段时间是脾经气血最多、消化最旺盛的时候。也可以在晚上 9~11 点的时候按摩，这时气血流通，毒素及脂肪的代谢加速，按揉这几个穴位，效果也非常好。每个穴位按揉 3~5 分钟。其中，中脘穴和关元穴是单个的穴位，天枢穴和合谷穴都是成对的穴位。穴位按揉完毕以后，及时喝 1 杯白开水，并轻轻扭动腰身 10 分钟，以加速脂肪的代谢。

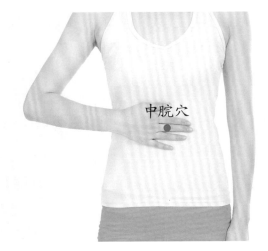

中脘穴：位于胸窝口与肚脐的中间位置。

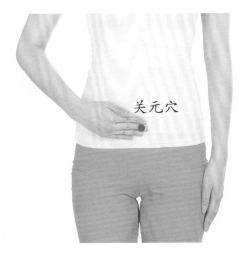

关元穴：肚脐正下方 3 寸，约四指并拢的宽度。

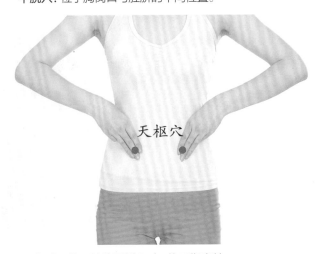

天枢穴：位于肚脐两侧 2 寸，约三指宽处。

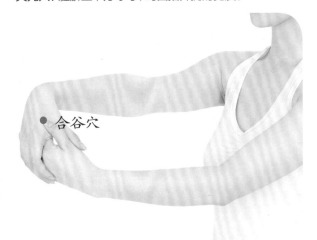

合谷穴：在大拇指和食指的虎口间。

跪地板式抬膝，练出小蛮腰

这个动作能训练到整个腹腰部，是非常健美的动作，可以锻炼出优美的腹部线条，让腰部肌肉也得到锻炼。

运动频次：每天 1 套
运动时机：产后 6 周
运动小贴士：做此动作时，双手撑开与肩同宽，指尖朝前，手腕稍微往前不要折到 90°，以免手腕受伤。

运动全程

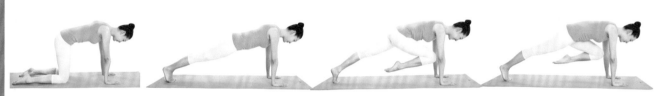

取跪姿，双手撑地————双腿向后伸直————右膝靠近胸口————换另一侧进行

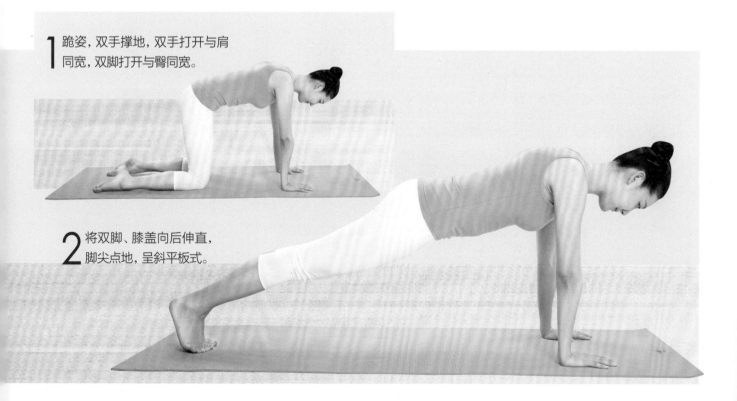

1 跪姿，双手撑地，双手打开与肩同宽，双脚打开与臀同宽。

2 将双脚、膝盖向后伸直，脚尖点地，呈斜平板式。

3 腹部收紧，腰部不可往下坠，接着抬起右膝往前尽量不碰地，膝盖往胸口靠近，感觉下腹收缩。

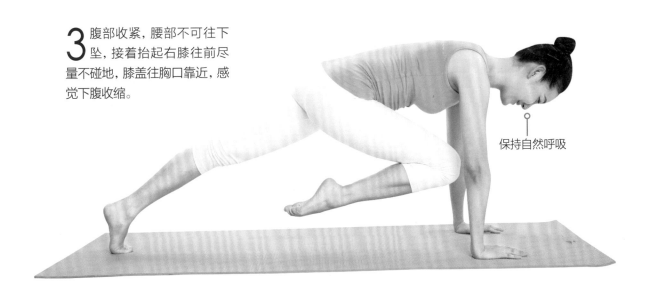

保持自然呼吸

4 换抬左膝，交替进行，重复 10~15 次。

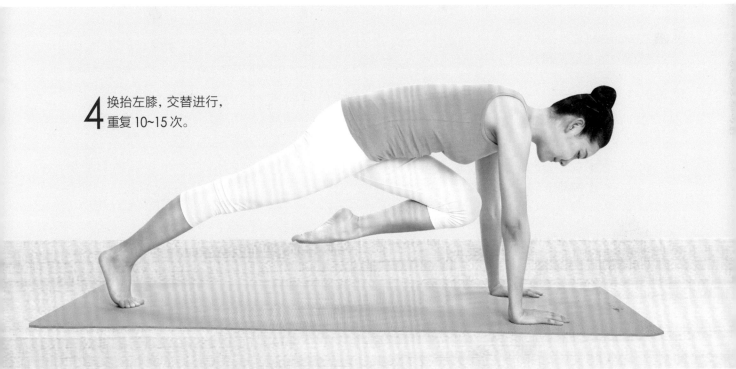

产后臀部塑形

孕期变胖的臀部、分娩时被撑大的骨盆，都会令新妈妈的臀部失去优美的线条。不过，新妈妈别着急，每天多注意塑造臀部线条的小细节，坚持瘦臀运动，很快就能找回昔日结实微翘的美臀。

眼镜蛇式，翘臀又美背

眼镜蛇式可以促进血液循环，消除背部与颈项的僵硬和紧张，使脊柱神经和血管获得额外的血液供应。这组运动还能增强脊柱灵活性，美化背部、臀部线条，对产后背部的神经和肌肉的恢复很有裨益。同时，这组运动对新妈妈帮助很大，有助于帮助其产后恢复，使器官恢复正常状态。

运动频次：每天 2 套

运动时机：产后 4 周

运动小贴士：身体下落时，先将腰部下落，然后依次胸部、颈部慢慢着地。

运动全程

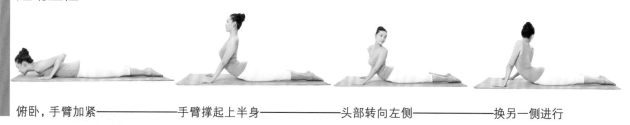

俯卧，手臂加紧————手臂撑起上半身————头部转向左侧————换另一侧进行

1 俯卧在垫子上，下巴点地；双手放在胸部两侧，手臂夹紧。

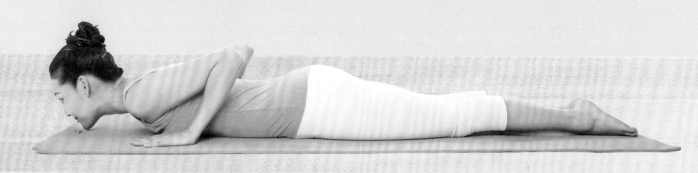

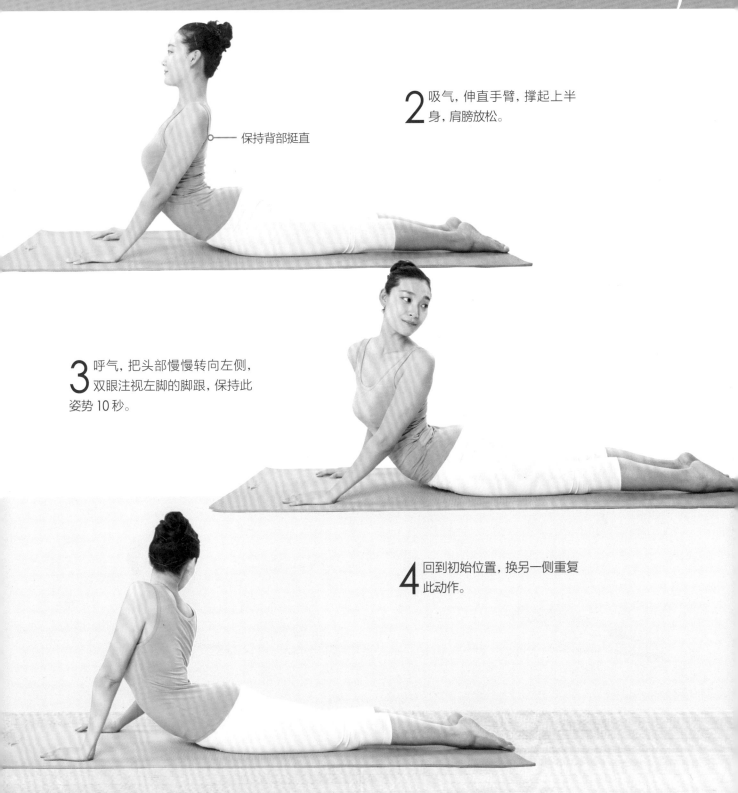

2 吸气，伸直手臂，撑起上半身，肩膀放松。

—— 保持背部挺直

3 呼气，把头部慢慢转向左侧，双眼注视左脚的脚跟，保持此姿势10秒。

4 回到初始位置，换另一侧重复此动作。

瘦臀骨盆操

矫正骨盆不仅可以瘦臀，还能激活整个身体的中心，让线条更加优美。下面这套组合的瘦臀骨盆操简单易学，能伸展腰部、腹部、臀部、腿部肌肉，矫正骨盆，每天抽出 3~5 分钟，不出 1 个月，就可以重塑翘臀。

运动频次： 每天 2 套

运动时机： 产后 4 周

运动小贴士： 新妈妈尽可能延长拉伸时间，让臀大肌紧张，效果更佳。

▍运动全程

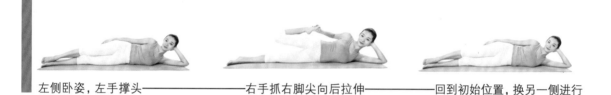

左侧卧姿，左手撑头————右手抓右脚尖向后拉伸————回到初始位置，换另一侧进行

1 身体取左侧卧姿，双腿并拢，屈左手支撑头部，右手放松，搭在身体右侧。

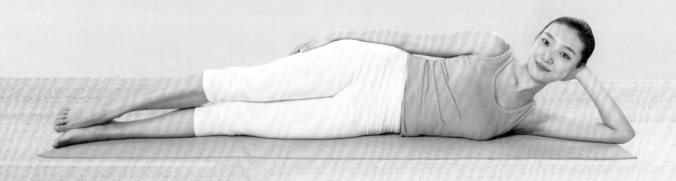

2 右手抓住右脚尖，贴近臀部往后拉伸。

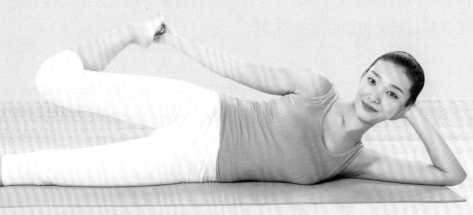

3 将右脚最大限度向身体后面拉伸。回到初始位置，换另一侧进行。

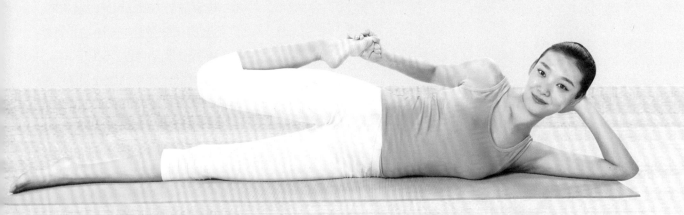

产后胸部塑形

新妈妈在哺乳过程中会发现，乳房渐渐变得松弛，开始下垂。很多新妈妈以为这是哺乳造成的，其实不是，而是乳房中乳腺管收缩和脂肪量不够导致的。说到底，比起身体其他部位，乳房可是新妈妈要增加脂肪的部位呢。

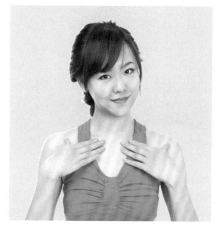

"微笑"可以强化和收紧颈部肌肤。配合按摩促进胸部血液循环，可以使胸部更有弹性，使双乳更显天然坚挺。

按摩胸部，打造迷人"双峰"

"梳"出来的美胸

一手轻托乳房，一手持发梳由乳房四周轻轻向乳头方向梳，上下左右各梳3分钟。梳乳的同时可配合轻揪乳头数次。梳乳可以促进乳房局部的血液循环，产生丰胸美胸之效，并可使乳房皮肤光滑润泽有弹性。轻揪乳头还有利于塑造圆润小巧的美丽"花蕾"，提升乳房的整体形象。

"微笑"式按摩，打造美胸

按摩乳房时幅度尽量夸张，还原，重复，如"微笑"时的样子一般。同时，手掌张开由下往上、由外往内将乳房往上提升。3分钟后，将按摩延伸到乳房以上至颈部，手法同样为向上提升，按摩2分钟。

睡前按摩，打造健康"双峰"

每天醒后或睡前5分钟，可以给乳房做做按摩——沿着乳房边缘按，先顺时针方向，后逆时针方向，直到乳房皮肤微红、微热为止。然后轻轻捏住乳头，提拉不少于10次。这种按摩法能够刺激整个乳房，经常按摩可使乳房更富健康光泽、更有弹性。如果乳房内有硬块，按摩时要轻柔，免得引起疼痛，长期按摩硬块会逐渐消失。

想丰胸不要这样做

● 不要长时间侧卧睡觉：新妈妈睡姿要正确，不要长期向一个方向侧卧，这样不仅易挤压乳房，也容易引起双侧乳房发育不平衡，还会使乳房内部软组织受到挫伤，使内部增生、上耸的双乳下垂。

● 洗澡不要刺激乳房：乳房周围微血管密布，受过热或过冷的浴水刺激是极为不利的，会使乳房软组织松弛造成胸部下垂，还会引起皮肤干燥。

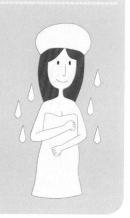

呼开吸合手臂操，美胸不可少

新妈妈产后想要拥有傲人美胸，呼开吸合手臂操就是简单易学的美胸运动。这套动作在锻炼胸大肌的同时还会让胸部更集中，使双乳看起来更高挺，造型也更富美感。每天坚持练习3分钟，就能拥有让人羡慕的美胸。

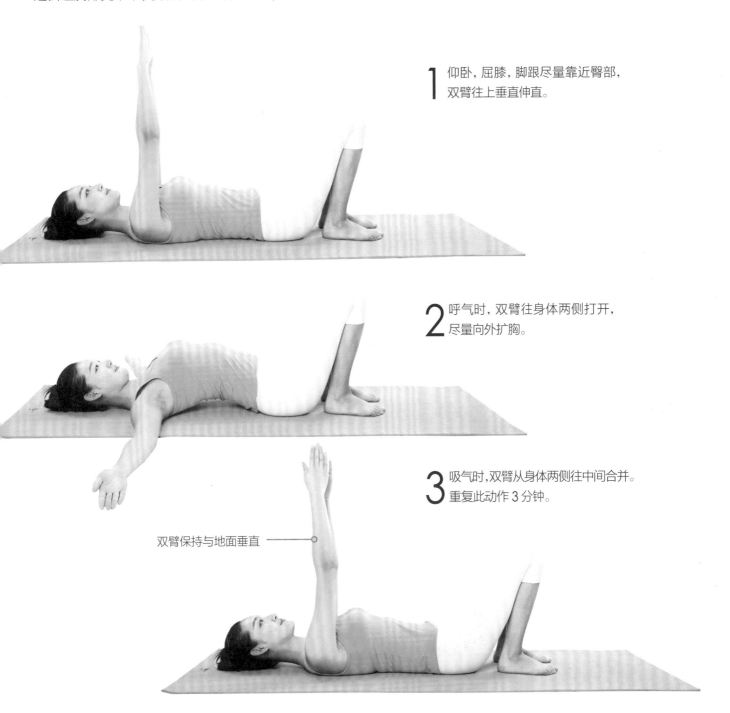

1 仰卧，屈膝，脚跟尽量靠近臀部，双臂往上垂直伸直。

2 呼气时，双臂往身体两侧打开，尽量向外扩胸。

3 吸气时，双臂从身体两侧往中间合并。重复此动作3分钟。

双臂保持与地面垂直

有氧胸部锻炼，胸部"挺挺"玉立

新妈妈在哺乳期养成的一些不好的习惯，如没有穿托举型内衣，不注意乳房按摩和护理等，都会导致哺乳后乳房松垮。有氧锻炼是锻炼肌肉的好方式，下面这套动作可以很好地锻炼肩部、背部和胸部的肌肉，帮助新妈妈塑造线条优美的背部、肩部和胸部，新妈妈快来试试吧。

运动频次：每天1套

运动时机：产后1个月

运动小贴士：在做双手支撑动作时，新妈妈的手臂要伸直，手肘不能弯曲，这样才能很好地锻炼胸部、肩部、背部的肌肉。

运动全程

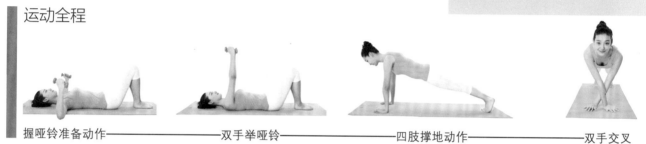

握哑铃准备动作———————————双手举哑铃———————————四肢撑地动作———————————双手交叉

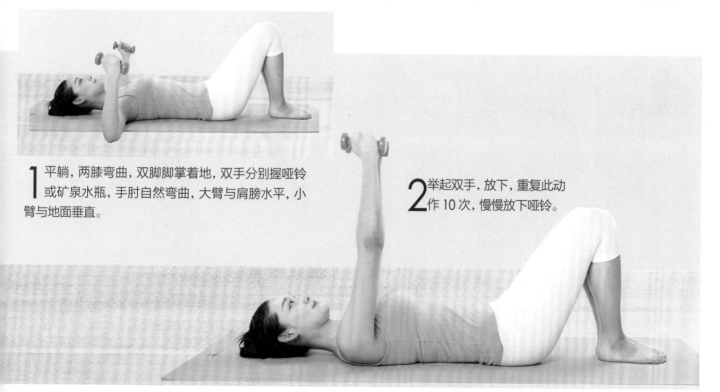

1 平躺，两膝弯曲，双脚脚掌着地，双手分别握哑铃或矿泉水瓶，手肘自然弯曲，大臂与肩膀水平，小臂与地面垂直。

2 举起双手，放下，重复此动作10次，慢慢放下哑铃。

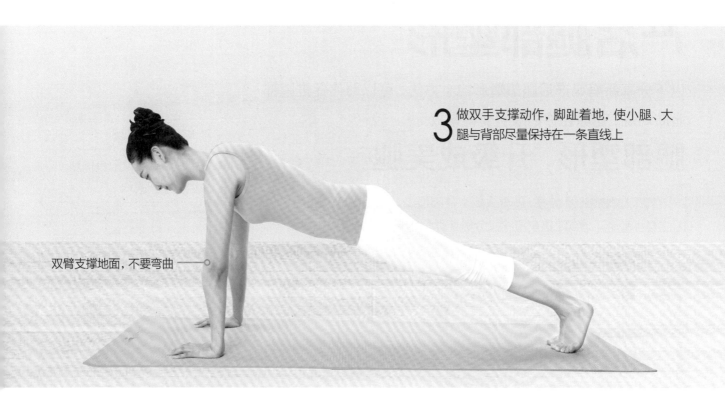

3 做双手支撑动作，脚趾着地，使小腿、大腿与背部尽量保持在一条直线上

双臂支撑地面，不要弯曲 ——

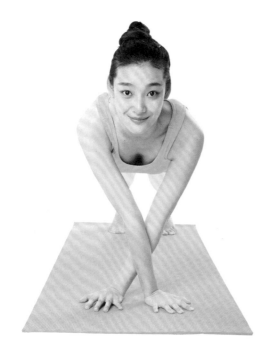

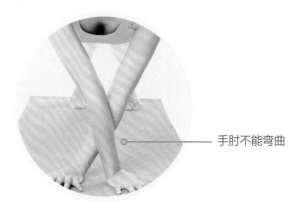

手肘不能弯曲

4 吸气时，将右手移至左手外侧，双手处于交叉状。身体自然下压，但手肘伸直，使背部肩胛突出。呼气时，将右手移动回起始位置，重复此动作10次。吸气换方向做。

产后腿部塑形

以下分享新妈妈产后腿部塑形的小方法，可以助你促进腿部脂肪燃烧，能够让你的双腿变得紧致。

腿部塑形，升级成美腿

如果小腿腿形不漂亮，就算大腿上赘肉很少，也会显得双腿肉肉的，因此瘦小腿刻不容缓，这套瘦腿操就能让你告别粗壮小腿。

运动频次：	每天 2 套
运动时机：	产后 5 周
运动小贴士：	如果配合捶腿动作，效果会更好。

运动全程

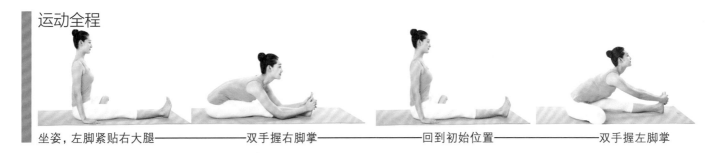

坐姿，左脚紧贴右大腿————双手握右脚掌————回到初始位置————双手握左脚掌

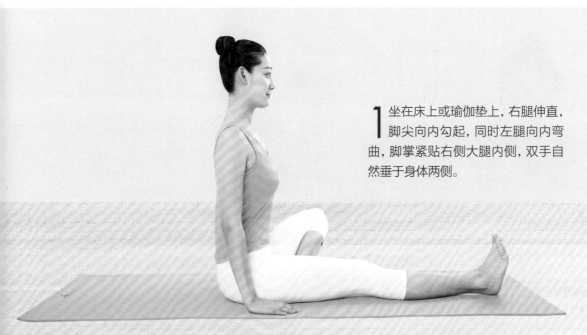

1 坐在床上或瑜伽垫上，右腿伸直，脚尖向内勾起，同时左腿向内弯曲，脚掌紧贴右侧大腿内侧，双手自然垂于身体两侧。

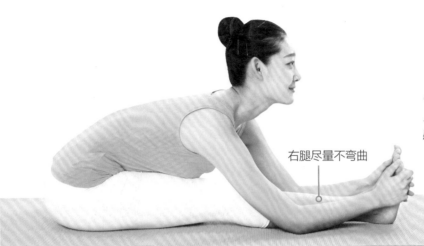

右腿尽量不弯曲

2 俯身，双手握住右脚脚掌，腰部舒
展，臀部后挺，使小腿有被拉伸的
感觉。

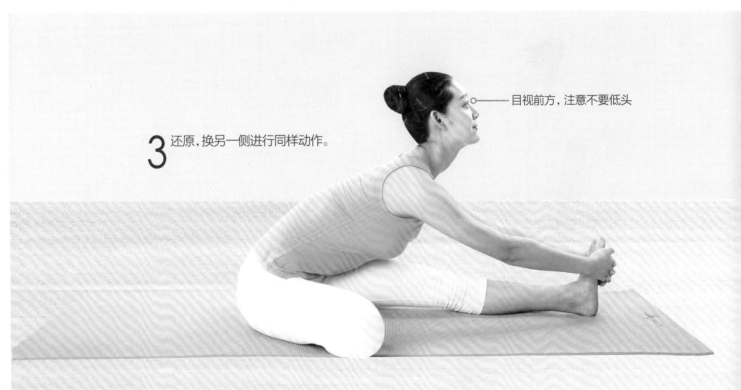

目视前方，注意不要低头

3 还原，换另一侧进行同样动作。

椅子瘦腿操，轻松消水肿瘦小腿

新妈妈平时可以做做下面这套动作，有助于拉伸大腿、小腿和臀部、腰背肌肉，缓解新妈妈因水肿导致的胀胀的感觉，重新塑造小腿、大腿后侧、臀部和背部线条，让新妈妈看起来瘦瘦的、美美的。

运动频次： 每天 2 套

运动时机： 产后 1 个月后

运动小贴士： 如果配合捶腿动作，效果会更好。

运动全程

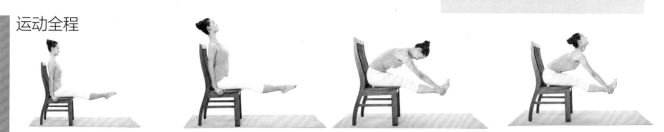

双腿伸直并拢————————身体向上伸展————————双手用力握住后脚跟————————伸展脊椎，下颚向远处延伸

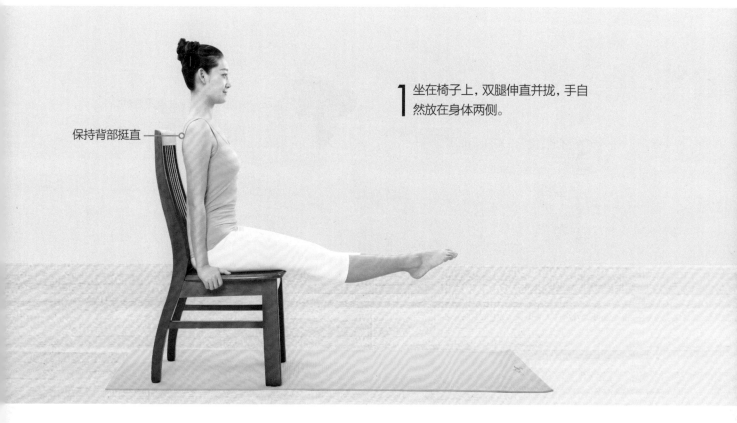

保持背部挺直

1 坐在椅子上，双腿伸直并拢，手自然放在身体两侧。

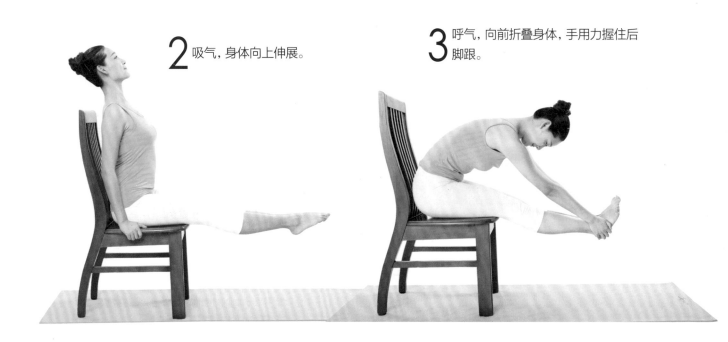

2 吸气，身体向上伸展。

3 呼气，向前折叠身体，手用力握住后脚跟。

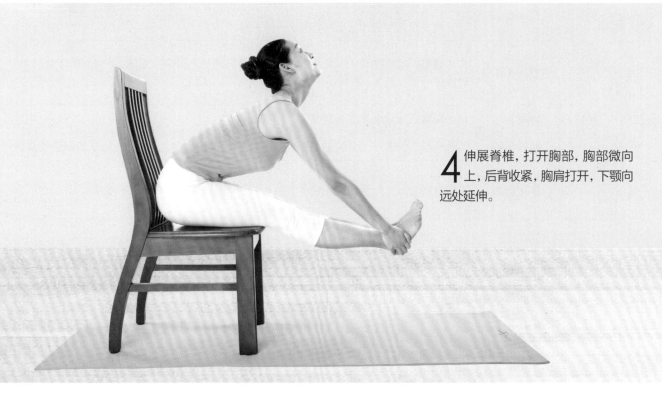

4 伸展脊椎，打开胸部，胸部微向上，后背收紧，胸肩打开，下颚向远处延伸。

附录 坐月子期间慎用食品一览表

类别	食品	慎用原因
蔬果、海鲜	韭菜	韭菜味辛，伤津耗液，容易使新妈妈上火，导致口舌生疮、大便秘结和痔疮发作。哺乳妈妈食用，有回乳的作用，还会使宝宝内热加重。
	苦瓜	苦瓜属性寒凉的食物，不适宜新妈妈在月子中食用。
	柿子	柿子味甘，性寒，气虚、产后虚弱、外感风寒的新妈妈要慎食，避免影响产后身体恢复。
	橘子	橘子性温，但多吃易上火，不适宜产后肠胃功能欠佳的新妈妈食用。
	西瓜	西瓜性寒，易损伤脾胃，不适宜身体虚弱的新妈妈食用。炎热的夏天，身体健康的新妈妈可以少吃，但也要经过加热再食用。
	螃蟹	螃蟹性寒且很容易引起新妈妈、宝宝过敏，哺乳妈妈和非哺乳妈妈都应慎食。
零食	乌梅、话梅	乌梅、话梅会阻滞血行，不利于恶露排出。而且这类加工食品味酸，且含有大量盐分和添加剂，不利于新妈妈健康。
	糖果	新妈妈吃糖果，不仅吃进了色素，还吃进了大量糖分，不仅不利于牙齿健康，过剩的糖分还会在体内转化成脂肪，使新妈妈发胖。
	雪糕、冰激凌	食用雪糕、冰激凌等冰凉的食物，会导致新妈妈损伤脾胃、腹痛、宫寒，甚至引起妇科疾病等不良后果，新妈妈一定要忌食。
其他	过咸食品	新妈妈食用过咸食物会导致身体水肿。
	油炸食品	油炸食品不仅含有大量油脂，易导致新妈妈肥胖，还会引起消化不良，新妈妈应慎食。
	熏烤食品	熏烤食物含有大量亚硝胺化合物及致癌物质，危害新妈妈和宝宝的健康。

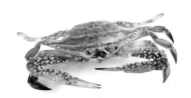
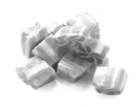
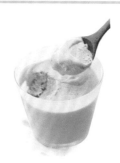